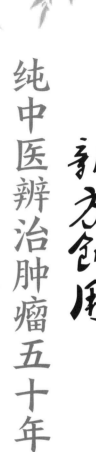

新方创用：纯中医辨治肿瘤五十年

刘亚娴 著

刘羽 李建波 霍炳杰 整理

中国中医药出版社
·北京·

图书在版编目（CIP）数据

新方创用：纯中医辨治肿瘤五十年 / 刘亚娴著；
刘羽，李建波，霍炳杰整理 . —北京：中国中医药出版
社，2020.1（2025.2 重印）
（中医师承学堂）
ISBN 978 - 7 - 5132 - 5906 - 4

Ⅰ.①新⋯ Ⅱ.①刘⋯ ②刘⋯ ③李⋯ ④霍⋯ Ⅲ.
①肿瘤－辨证论治 Ⅳ.① R273

中国版本图书馆 CIP 数据核字 (2019) 第 270732 号

中国中医药出版社出版

北京经济技术开发区科创十三街 31 号院二区 8 号楼
邮政编码　100176
传真　010-64405721
山东临沂新华印刷物流集团有限责任公司印刷
各地新华书店经销

开本 710×1000　1/16　印张 8　字数 94 千字
2020 年 1 月第 1 版　2025 年 2 月第 2 次印刷
书号　ISBN 978 - 7 - 5132 - 5906 - 4

定价　39.00 元
网址　www.cptcm.com

服 务 热 线　010-64405510
购 书 热 线　010-89535836
维 权 打 假　010-64405753

微信服务号　zgzyycbs
微商城网址　https://kdt.im/LIdUGr
官 方 微 博　http://e.weibo.com/cptcm
天猫旗舰店网址　https://zgzyycbs.tmall.com

如有印装质量问题请与本社出版部联系（010-64405510）

序

　　余从大学毕业起（不含随家父做中医学徒 2 年），操中医业，已逾 50 年。毕业后留校进入临床就接触恶性肿瘤（按：学术上肿瘤分良性、恶性，而癌为恶性肿瘤之一，依俗称，本文其后泛称恶性肿瘤时以癌称谓）的治疗。始则可谓遑遑然，茫茫然。遑遑然者，20 世纪 70 年代患者闻癌较今尤恐惧，医者临证亦畏难；茫茫然者，治之棘手，拿不准从何"下手"（尤其晚期癌）。治癌路上，硬着头皮走吧！怎么走？靠的是一个信念，即中医能治好癌，而且会有长处；一个决心，即突出中医特色，坚持中医理论指导；一把钥匙，即"苦读书、勤临床、善思维"。这样走下来，余感觉越来越顺畅，"遑遑然"变成了"坦坦然"，乐于治癌，长于治癌，且感到"癌已逐渐成为平常之病"；于茫茫然中理出了较清晰的思路和治癌"战略""战术"及遵循的模式（他人或曰此为余之特点），以致多年来"就诊者盈盈，不虞之誉频至"。余之博士研究生、硕士研究生、国家级徒弟、刘亚娴名医工作站进修之省内外国优人才，按此路走，均认为"此路优矣"（书中摘介余学生及进修者医案可证之）。

这其中，一个突出的方面即是"善思"基础上的活法，即用药处方要活，而这个"活"不是无源之水、无本之木，是在崇本（尊崇中华文化之本）、铭源（铭记历代医家创立、发展的中医理论、积累的临床经验）、肯登攀（从医路上不停步、不懈怠，一步一个脚印地走下去，一个台阶一个台阶地向高处攀登）上的"活"。依余之实践，包括"经方妙用""时方活用"及"新方创用"，使"寻常之方"成为"非常之方"，"平常之方"显示"平中见奇"，并逐渐创用一些所谓的"新方"。

兹不揣浅陋，将心得体会汇集成册，命曰《纯中医辨治肿瘤五十年》，包括《经方妙用》《时方活用》《新方创用》三部，期望对中医治癌有所裨益。然水平所限，所论难免有不足之处，尚乞同道察之、正之。

几点说明：

第一，所言"纯"，是指中医色彩、疗效之"纯"，纯不是排他的，也不是孤家寡人的，而中西医结合亦是余四个坚持之一。如：癌之诊断、疗效判定要借助西医学，西医的一些认识也会为纯中医治疗提供参考，再者，目前不少癌也是在中西医结合治疗下取得理想疗效的。但，应当理直气壮地说，中医治癌有特点，在某些方面也有优势，要争取主动权，不能忘"宗"，不能自"微"，这就是"纯"之隐喻意，也是余之孜孜追求，更是发掘中国医药学加以提高的必需。

第二，所言"五十年"，是指走过的历程，而真正走出些"成色"，则是近些年的事。所举的医案，也多是近些年资料较完整者，有的曾在《刘亚娴医论医话》（学苑出版社，2008 年 9 月第 1 版）、《刘亚娴中医证治晚期癌略例》（中国中医药出版社，2013 年 7 月第 1 版）、《刘亚娴辨治疑难病证例析》（人民军医出版社，2015 年 9 月第 1 版）出现过，上述专著介绍治疗经过和结果，本书则重在介绍"活用之思"。

第三，近些年对癌的治疗有了很大的进步，疗效也有大幅度提高，但仍有一些问题需深入研究，疗效也需进一步提高。一些病人，尤其是晚期病人，虽能提高生活质量，延长生存期，但最终也有没能留住生命者。因此治癌路上，只有起点、新起点……没有终点。中医如此，西医亦如此，对余而言，更是如此。

余出身中医世家（已历 4 世），家父在原籍颇负盛名，他曾说过："在疾病的治疗上没有常胜将军。"但又无"不能"，没有治不好的病，只有治不好病的医！余谨记此言，医疗中取得些许成功，绝不"得少自锢"，遇到难点，绝不畏难迟进。治癌路上，力争走得更精彩些，余谓之："路漫漫兮，自当奋进而不殆。"

本书编撰，承蒙中国中医药出版社中医师承编辑部刘观涛主任大力支持，在著作命名、结构、选材、论述、展示特点等方面均提出了很好的建议，谨致衷心感谢。中国中医药出版社王一程编辑为本书的出版做了很多工作，亦一并致谢。本书由余之弟子，河北医科大学第四医院中医科博士、副教授、副主任医师、硕士生导师霍炳杰，河北医科大学第四医院中医科硕士、主治医师李建波，秦皇岛市中医医院院长助理、硕士、主任医师、教授、硕士生导师徐江红，河北省中医院肿瘤科主任、博士、教授、主任医师、硕士生导师范焕芳及愚子河北医科大学第四医院外科博士、副主任医师刘羽参编。

刘亚娴

2019 年 5 月

目 录

第一章 甲乙煎

一、主要药物

茵陈、茯苓、薏苡仁、佩兰、泽泻、郁金、柴胡、连翘、生甘草。
方以茯苓、薏苡仁、佩兰、泽泻健脾化湿为君，茵陈、柴胡疏肝，郁金理气为臣，连翘（或加蒲公英）解毒为佐，生甘草解毒和中调合诸药为使。其加减为：食欲不振者加焦三仙，腹胀者加厚朴或枳实，少寐者加合欢皮、浮小麦，口苦、舌淡苔黄或黄厚者加黄柏、栀子、滑石，同时加用白扁豆、芡实等。

二、临床应用

临床多用于治疗恶性肿瘤化疗肝损伤，乙型肝炎，肝硬化，肝癌。脉多见弦、缓或滑，舌多见舌质红、淡红，舌苔薄白、白滑或微黄。

三、创用之思考

甲乙煎的雏形源于治疗恶性肿瘤化疗肝损伤的方剂"戊己饮"（后更名甲乙煎），组方坚持以中医理论指导，坚持辨证论治，坚持实践、再实践。古人不曾接触"化疗"这一实践，因而不可能有治疗"化疗"肝损伤的成熟经验，但从化疗肝损伤的表现看，基本上是"肝病""脾胃病"

的证候，而历代医籍在这方面却有大量可借鉴的经验。笔者在拟定"戊己饮"时，参考了古今医家的经验，尤其是《黄帝内经》（后文统一用《内经》表述）和《金匮要略》的经典内容、王旭高的有关论述、《医醇賸义》的治肝病方及李冠仙治肝十法、秦伯未《谦斋医学讲稿》论肝病的内容等，着眼于化疗肝损伤病人的基本临床表现，认为在辨证论治时应考虑到以下内容。

化疗肝损伤的基本病机是正气戕伤，肝脾（胃）同损，因此不能单治"肝"，应肝脾（胃）同治，而调理脾胃应为主线，这也符合"见肝之病，知肝传脾，当先实脾"的古训。基本治法是健脾化湿，疏肝和胃，调理气机，佐以解毒。脾胃的调理宜"避温燥，远壅补"，药取"轻灵性平味淡"为主。所谓解毒，在一定程度上是考虑到癌这一原发病，取其辛散之性，可流通气血，解肝家蕴毒。组方不妄攻伐，以王道之药可以长服，达"柔而克刚"之效。临床实践以此方治疗了大量的恶性肿瘤化疗肝损伤患者，疗效可靠，而且应用中发现：中药治疗不仅对肝功能损害有较好的疗效，而且通过整体调整，扶正气保护后天之本，从而有利于抑癌抗癌，且对化疗引起的胃肠反应及粒细胞减少，亦有一定疗效。这是中医药治疗的特点，亦是优点。

笔者在20世纪90年代统计了恶性肿瘤化疗肝损伤单纯中药治疗者40例：

（一）40例中原发病为胰腺癌1例，直肠黏液腺癌3例，结肠癌2例，胃癌3例，乳腺癌19例，卵巢癌3例，食管、贲门癌2例，肺癌5例，何杰金病1例，急性单核细胞性白血病1例。

（二）化疗1个疗程15例，2个疗程16例，3个疗程4例，4个疗程2例，6个疗程1例，7个疗程1例，服三苯氧胺1例。

（三）40例均为重度肝功能损害。脉象：弦脉10例，细脉15例，弱脉9例，滑脉6例。舌象：淡红舌25例，红舌7例，暗红舌（或有瘀斑）8例。舌苔：薄白苔16例，白滑苔15例，白腻苔5例，薄黄苔4例。

服中药甲乙煎者，每周服6剂，当时拟定服药12周为一疗程（有些病人每月查一次肝功能，有的病人治疗未及一疗程肝功能即恢复正常）。

结果：服药1疗程内肝功能恢复正常者20例，明显改善者（肝功能接近正常）17例，改善不明显或不稳定者3例。

（注：鉴于当时的具体情况及笔者的水平，一些统计是粗糙的，但初步证实了甲乙煎的疗效，为进一步临床应用提供了参考。）

四、医案举例

【案1】卵巢癌化疗后肝功能受损

关某，女，49岁，河北省石家庄市人。

初诊：2013年8月15日。

主诉：卵巢癌化疗后肝功能受损，间断腹胀6个月。

证候：恶心，脘腹胀满，胸闷，舌红苔薄黄脉滑。

辨证分析：肝郁脾虚，湿郁化热。

治法：疏肝健脾，清热利湿。

处方：自拟甲乙煎化裁。

茵陈30g，茯苓30g，薏苡仁30g，佩兰10g，泽泻10g，郁金10g，柴胡10g，连翘10g，生甘草10g，竹茹10g，白茅根10g，焦山楂10g，焦神曲10g，焦麦芽10g。

水煎服，每日1剂，早晚分服，每周服6剂。

2013年9月16日二诊：

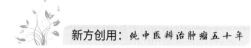

患者药后肝功能复查正常，但有倦怠乏力、少寐、下肢疼痛等不适，舌红苔白脉弦。

辨证分析：肝郁脾虚。

治法：疏肝健脾。

处方：逍遥散加减。

柴胡 10g，当归 10g，白芍 10g，茯苓 30g，白术 10g，薏苡仁 30g，生甘草 10g，炒酸枣仁 10g，柏子仁 10g，合欢皮 10g，全蝎 6g，茵陈 15g，鸡血藤 10g。

水煎服，每日 1 剂，早晚分服，每周服 6 剂。

2013 年 10 月 14 日三诊：

患者少寐好转，倦怠乏力感大减，仍下肢痛，舌红苔黄脉细。血常规检查示白细胞计数 2.7×10^9/L。

辨证分析：脾肾两虚。

治法：滋肾填精，健脾益气，养血活血。

处方：自拟调营饮化裁。

熟地黄 25g，山茱萸 10g，山药 30g，鸡内金 10g，黄精 10g，制何首乌 10g，黄芪 10g，当归 10g，丹参 10g，鸡血藤 10g，茵陈 30g，合欢皮 10g，白茅根 10g。

水煎服，每日 1 剂，早晚分服，每周服 6 剂。

2 个月后随访，药后白细胞计数复常，病情稳定。

本例初诊以化疗后肝功能受损为切入点，治以自拟甲乙煎；二诊以"倦怠乏力"为突破口，以疏肝健脾为治；三诊紧抓"白细胞计数降低"，下肢痛乃不荣则痛，迅即转变思路，以自拟调营饮扶正，谨防病情生变，以达层次分明。

将该方化裁用于乙型肝炎的治疗，来源于拓宽思路，来源于经验的更新，因为在应用时笔者又受到了几点启发。①该方的实验研究证实对 CCl_4 造成的动物实验性肝损伤有明显的保护作用，因而推测其治疗乙型肝炎时亦会有很好的保护肝脏的作用。②该方的致突变和抗突变实验结果证实未显示致突变作用而显示一定的抗突变作用，此作用与中药的免疫调节功能有关，而此种作用也是在乙型肝炎的治疗中值得十分重视的内容。③该方在实验中出现了一个插曲，因操作上的问题，有的实验动物标本出现细菌污染情况，而实验中发现该方有明显的抗感染作用（对照药的标本未见此情况），这正与中医的"解毒"吻合，虽然致乙型肝炎的病毒较复杂，与污染标本的细菌不同，但中医"毒"的概念亦较广，而"解毒"中药作用的发挥也是多途径的复杂过程，这一点在乙型肝炎的治疗中也是值得注意的。④有症状的乙型肝炎病人其临床表现与化疗肝损伤病人的临床表现也有颇多相同之处，二者病机与治疗原则亦可相通，这恰恰是中医"异病同治"的优点。

在实践中笔者发现，此方治疗乙型肝炎疗效满意。

【案2】

牛某，女，60岁，河北省某机关干部，为笔者较早应用甲乙煎的患者之一。

初诊：1982年夏季。

现病史：发现乙型肝炎已2年，乙肝五项检查为 HBsAg（＋）、HBeAg（＋）、HBcAb（＋）（"大三阳"），肝功能异常（谷丙转氨酶持续中度增高）。经西药治疗效果不理想，患者思想压力较大。

证候：乏力纳差，腹胀便溏，偶有右胁痛，睡眠欠佳，脉弦，舌红苔白。

处方：甲乙煎加焦三仙各 10g，水煎服，每周服 6 剂，其间腹胀较著时加厚朴 10g，右胁痛较著时加延胡索 10g、川楝子 10g。服药后症状逐渐好转，治疗 1 个月后谷丙转氨酶接近正常，3 个月后肝功能检查无异常，乙肝五项检查仍为"大三阳"。原方继服 3 个月后，乙肝五项检查为 HBsAg（＋）、HBeAb（＋）、HBcAb（＋）（"小三阳"），多次肝功能检查均为正常。患者欣喜，继续服上方（每周 5～6 剂）治疗 1 年余，乙肝五项检查恢复正常，体力恢复，诸证消失。患者仍坚持每 2 日服药 1剂，继续服药年余，其间每 3 个月复查一次，肝功能、乙肝五项均正常，遂停药。其后若有腹胀、纳差等不适，即服该方几剂，症状好转则停服。30 多年来，患者多次行肝功能检查及乙肝五项检查，近些年来加查HBV-DNA 及肝脾 B 超，均无异常。

在大量临床实践中，笔者以"戊己饮"药物为主，拟定了治疗乙型肝炎的基本方，并更名为"甲乙煎"。该方经多年应用，尚得心应手，但仍有两点值得一提。

其一，经治疗，大量乙型肝炎患者证实，若持之以恒，坚持服药，则极少发现肝硬化及肝癌，且取效后较少反复。

其二，运用该方应掌握时机。乙型肝炎妇女仍可妊娠生育，此点是值得思考的。妇女患者因担心影响后代，多不敢受孕，意欲病愈后再妊娠，但实际情况是相当多的患者，数年内也不能"病愈"，这就带来一些家庭和社会问题。

笔者于 21 世纪初曾治疗 2 例乙型肝炎患者，坚持服药而妊娠生育，生育后子女注射乙型肝炎疫苗，追访其中一例男孩至 8 岁，另一例男孩至 2 岁，皆健康。其后经治多例，效果满意，体会是：应掌握好怀孕时机。如何掌握呢？笔者初步认为：当肝功能及 HBV-DNA 检查正常，乙肝五项检查如未转阴，但为"小三阳"，每 2～3 月，复查 1 次，连续 3 次无异常变化，而病人一般情况较好时，即可试妊娠，怀孕后继续服药。

【案 3】

刘某，女，34 岁，工人。

患者发现乙型肝炎 6 年余，乙肝五项检查为"大三阳"，HBV–DNA 检查异常，ALT（谷丙转氨酶）、AST（谷草转氨酶）检查异常，经"甲乙煎"治疗后连续 3 次检查（每 2～3 月复查一次），肝功能结果正常，乙肝五项检查为"小三阳"，HBV–DNA（–）。患者渴望妊娠又害怕妊娠，愚因已经治一例乙型肝炎患者，生育一子健康，故以为可以妊娠，妊娠后继续服药，并定期复查。患者遂于 2003 年怀孕，怀孕期间，坚持服用"甲乙煎"，其间每 2～3 月复查一次，肝功能、HBV–DNA 均无异常，乙肝五项为"小三阳"，足月生一男婴，母子均安，举家欢喜。

应用"甲乙煎"化裁治疗乙型肝炎，虽然取得了较满意的疗效，但仍需不断更新。首先，该方治疗乙型肝炎服药时间较长，相当一部分病人，取得满意疗效常不是半年、一年的事，故尚需缩短疗程。其次，参考西药"乙肝病毒说"，如何进一步提高抗病毒的作用，亦需探讨。再次，从中医理论看，治法也有进一步探讨之处，如：乙型肝炎虽多出现肝及脾胃证候，从肝、脾（胃）论治无可非议，但还不能仅局限于此，如中医有"乙癸同源"之说，联系到肾的功能及近代研究肾的一些成果，如何在乙型肝炎的治疗中肝肾同治，治肾当中如何选药，均有进一步探讨的余地。经临床的探讨应用，特别是乙型肝炎的治疗实践，又为该方的扩大应用提供了启发，后以该方化裁，治疗肝硬化、肝癌，初步看到了可喜苗头。

在临床取得疗效的基础上，促使我们去进行一些科学实验。

由于肝纤维化是许多慢性肝病共同的病理过程，因此，笔者的科研团队进行了甲乙煎抗纤维化的实验。

实验一：甲乙煎对肝纤维化大鼠肝组织 MMP2 及 TGFβ$_1$ 表达的影响。

结论：甲乙煎对实验性肝纤维化大鼠肝组织的纤维化有明显的抑制作用。TGFβ$_1$ 的表达与肝纤维化密切相关，甲乙煎能下调实验性肝纤维化大鼠肝组织 TGFβ$_1$ 的表达，这是其抗肝纤维化的作用机理之一。

实验二：甲乙煎对肝纤维化大鼠肝组织的影响。

结论：甲乙煎高浓度对实验性肝纤维化大鼠肝组织的炎症和纤维化程度有明显的抑制作用，甲乙煎低浓度对实验性肝纤维化大鼠肝组织的炎症程度有明显的抑制作用，而对大鼠肝组织纤维化程度无明显改善。

由于甲乙煎用于原发性肝癌，尤其晚期肝癌的治疗，取得了一定效果，为此对该方做了以下几个实验研究，其结果令人鼓舞。

实验一：甲乙煎影响 H$_{22}$ 小鼠肝癌组织黏附分子 E-cadherin、CD54 表达的实验研究。

结论：甲乙煎可提高小鼠机体免疫能力，对免疫功能的调整存在量效关系，对脾指数、胸腺指数的影响均以大剂量组最明显。

甲乙煎可降低 H$_{22}$ 肝癌小鼠癌细胞在局部的侵袭程度，与剂量大小无关；可提高 H$_{22}$ 肝癌小鼠局部瘤组织中细胞黏附分子 E-cadherin 的表达水平，与剂量大小无关；可降低 H$_{22}$ 肝癌小鼠局部瘤组织中细胞黏附分子 CD54 的表达水平，与剂量大小无关。因此推测甲乙煎抗肝癌转移的作用机制可能是通过免疫调整，杀伤癌细胞，增强瘤细胞间的黏附（提高瘤组织中 E-cadherin 的表达），减弱瘤细胞与基质细胞的黏附（降低瘤组织中 CD54 的表达）而实现的。

实验二：甲乙煎抑制基质金属蛋白酶在肝癌组织中的表达及抗转移作用的实验研究。

结论：甲乙煎可明显降低腘窝淋巴结、髂动脉旁淋巴结和肾门淋巴结的重量，降低淋巴结指数，减轻淋巴结的转移程度，以甲乙煎小剂量组最为明显（此点引发一些思考）。

各治疗组可明显提高肝癌小鼠胸腺指数，以甲乙煎大剂量组最为明显；与病理模型组相比较，西药对照组明显抑制脾指数，而甲乙煎各治疗组则无此副作用。

甲乙煎可抑制肝癌组织 MMP2、MMP9 的表达水平，同时提高肝癌组织 TIMP2 的表达水平，从而抑制肝癌细胞的转移，改善其预后。其作用以甲乙煎大剂量组较为明显，在一定范围内呈量效关系，即剂量增加，作用增强。

实验三：甲乙煎抑制小鼠 H_{22} 肝癌血管生成作用的实验研究。

结论：甲乙煎可以显著地抑制荷瘤小鼠肿瘤的生长，且呈一定的量效趋势；可减除肿瘤对宿主免疫器官的损害和抑制作用，且能提高宿主的免疫功能；可以显著减少荷瘤小鼠肿瘤的微血管密度（MVD），抑制肿瘤血管内皮生长因子（VEGF）及其受体（flt-4）的表达，且呈一定的量效趋势。

这说明甲乙煎抑制肝癌转移的作用可能是通过抑制荷瘤小鼠肿瘤的血管生成和提高机体的免疫功能来达到的。

实验四：甲乙煎抗肿瘤机理的体内外实验研究。

结论：实验证实，甲乙煎对肿瘤细胞体内外均有抑制作用，影响细胞周期分布，诱导肿瘤细胞凋亡，抑瘤同时不会对免疫系统造成抑制可能是其发挥抗肿瘤作用的某些机理所在。

【案 4】肝癌腹水

周某，男，49 岁，河北省保定市某县人，农民。

初诊：2011 年 3 月 28 日。

主诉：疲乏无力、右胁不舒近半年，加重月余。

现病史：患者近一段时间以来，时感疲乏无力右胁不舒，回忆此症状的出现大约已有半年左右，未在意。近月余上述症状较明显，于河北医科大学某医院检查，CT 结果：肝右叶近肝顶处多发占位，异常强化影，不除外早期小肝癌；肝硬化，肝内多发再生结节，脾大，腹水。肝功能检查：ALT 52U/L；乙肝五项：HBsAg（＋）、HBcAb（＋）、HBeAg（＋）；AFP 30ng/mL。西医建议保守治疗，故转中医诊治。

既往史：乙型肝炎病史若干年（具体病史记述不清，仅检查过肝功能及乙肝五项，述肝功能轻度异常，乙肝五项"大三阳"），未做系统特殊治疗。

证候：面色晦滞，形体消瘦，疲乏无力，右胁不舒，偶有疼痛，脉缓舌红苔白。

辨证分析：肝郁气滞，脾胃虚弱，经脉瘀阻。

治法：疏肝理气，健脾和胃，行血通经。

处方："甲乙煎"合旋覆花汤化裁。

茵陈 30g，茯苓 30g，薏苡仁 30g，佩兰 10g，泽泻 10g，郁金 10g，柴胡 10g，连翘 10g，生甘草 10g，厚朴 10g，旋覆花 10g（布包），茜草 10g，白术 10g，枳实 15g，山药 30g，鸡内金 10g。

水煎服，每日 1 剂，早晚分服，每周服 6 剂。

2011 年 4 月 8 日二诊：

证候：右胁痛减轻，食欲可，余症状无明显变化。诊脉缓，察舌红苔白。查肝功能结果：ALT 52U/L，总胆红素 28.1μmol/L。

辨证分析：肝郁脾虚，经脉瘀阻。

处方：原方加荆芥 10g、泽兰 10g，去厚朴，枳实改用 10g。

水煎服，每日 1 剂，早晚分服，每周服 6 剂。

患者服药后右胁痛减轻，已无明显脘腹胀满，气滞得舒，故减行气之品，去厚朴，减枳实用量；之所以用荆芥、泽兰，除取其理血行水之外，尚考虑到患者血总胆红素升高。总胆红素升高何以选此二药呢？乃源于临床之思维及推想。

其一，胆红素升高是出现"黄疸"的重要原因，当其升值不足够高时可无肉眼所见之黄疸，一般讲为隐性或亚临床性黄疸，因此胆红素升高与黄疸之间存在因果关系，所以治疗黄疸的一些法则应该适用于治疗胆红素升高。临床对黄疸的治疗，无论阳黄、阴黄，治湿是一大法则。而治湿，一要在理肝的同时理脾，所谓化湿；二要利小便，所谓利湿，即治湿不利小便非其治也；三可开玄府通腠理，所谓"开鬼门"。

其二，一些患者因胆红素升高而出现皮肤瘙痒，对此，中医的治疗则着眼于痒者为风而疏风，同时要治血（或凉血或行血或养血）。所谓治风先治血，血行风自灭，因此疏风理血亦应是治疗胆红素升高的一个治法。

其三，胆红素的升高也会有"瘀滞"的因素，因此活血行瘀法亦可考虑选择应用。

鉴于上述思维及推想，治疗胆红素升高的中医选药应以具有理肝调脾、疏风利湿（水）、活血行瘀药物为宜。

荆芥与泽兰既具有上述功效且具有一药多功之作用。

荆芥辛温，入肺、肝经。《本草纲目》言"荆芥入足厥阴气分，其功长于祛风邪、散瘀血、破结气，消疮毒，盖厥阴乃风木也，主血而相火寄之，故风病、血病、疮病为要药"；《神农本草经》言其"破结聚气，下瘀血，除湿痹"；《滇南本草》言其"消肿，除诸毒，发散疮痛……"；《濒湖集简方》以其治小便尿血；《宣明论方》之"倒换散"以之配大黄治"癃闭不通，小腹急痛，肛门肿痛，无问新久"。可见此一药即具有入厥阴，祛风除湿，散瘀血，消水气，通小便之功。故张寿颐指出该药"能澈上澈下，散结导瘀，厥功甚多，而亦甚捷，诚风热血热之一大法王，不可以其微贱易得而忽视之"。

泽兰苦辛微温，入肝、脾经，有活血行水之效。《日华子本草》言其"通九窍，利关脉，养血气，破瘀血，消癥瘕……治丈夫面黄"；《医林纂要》言其"补肝泻脾，和气血，利筋脉"；《本草通玄》言其"芳香悦脾，可以快气，疏利悦肝，可以行血，流行营卫，畅达肤窍"；《本草求真》则指出"泽兰虽书载和血舒脾，长养肌肉之妙，然究皆属入脾行水，入肝治血之味……癥瘕能消，水肿能散"。可见该药理肝脾行瘀血，消水湿亦有通达之功（达肤窍）。

选此二药，既有中医理论之指导，又有思维之推想，证之临床尚具疗效。

2011 年 5 月 9 日三诊：

证候：乏力减轻，偶有腹胀，脉滑舌红苔白。复查肝功能：ALT 30U/L，AST 36U/L，A/G 1.56，总胆红素 13.7μmol/L。

病情稳定，血总胆红素在正常范围，仍以原方加厚朴 8g 理气消胀治之。

2011 年 7 月 21 日四诊：

病无著变，诊脉滑舌红苔白，仍以原方治之，每日 1 剂，早晚分服，每周服 6 剂。

2011 年 10 月 3 日五诊、2012 年 3 月 27 日六诊：

患者均言自我感觉良好，几无明显症状，曾于 3 月中旬查肝功能，结果无异常，脉舌如往，嘱仍以原方治之，可进行影像学检查了解病灶。

2012 年 6 月 15 日七诊：

B 超结果：肝脏未见明显结节及占位性病变，腹水（－），脾大。查肝功能结果正常，AFP 2.16ng/mL（因自觉身体状况良好，且考虑经济问题未做其他检查）。

证候：面色红润，精神佳，消瘦减轻，偶有右胁胀满，活动多时偶觉乏力腰酸，脉缓舌红苔薄黄。

服药已见成效，仍以初诊方加怀牛膝 10g 以益肝肾强腰膝，枳实改 10g 治之。

水煎服，每日 1 剂，早晚分服，每周服 6 剂。

2013 年 4 月 12 日八诊：

患者自述服药以来感觉良好，故坚持服用原方，每周 6 剂，未再复诊（偶尔停药 2 ～ 3 天）。近日较系统的复查结果如下：

2013 年 4 月 8 日 B 超报告：肝硬化、脾大。4 月 9 日检查 CT（平扫同时增强 +DWI）报告：肝脏表面欠光滑，左叶比例稍大，肝内胆管未见扩张，肝内未见异常信号影。胆囊不大，未见阳性结石影，胰腺形态及密度未见异常，未见占位征象。脾大，信号均匀，DWI 序列未见异常高信号影。腹腔及腹膜后未见肿大淋巴结影。印象：肝硬化，脾大，未见占位及腹水征象。4 月 6 日查肝功能结果正常，总胆红素 17.5μmol/L、AFP2.15ng/mL。乙肝五项：HBsAg（＋）、HBeAg（＋）、HBcAb（＋）。

证候：偶有轻微右胁不舒，口干，脉缓舌红苔白。

从检查结果及证候分析，患者几次检查未见腹水且未见肝占位性病变乃佳兆也。刻诊稍有口干渴，查空腹血糖高于正常值，治当兼顾之。2012 年 6 月 15 日原方加葛根 30g、地骨皮 10g 以育阴清热，水煎服，每日 1 剂，早晚分服，每周服 6 剂。嘱病情若无明显变化不必更方。

2014 年 2 月 20 日九诊：

检查肝脏 CT 未见占位征象，腹水（－）。乙肝五项转"小三阳"，HBsAg（＋）、HBeAb（＋）、HBcAb（＋）。空腹血糖 7.8mmol/L。

证候：无明显症状，脉缓舌红苔白。

仍以原方巩固治疗至 2014 年 8 月底追访，患者情况良好，生活行动如常人，继续服药巩固治疗。

患者纯中药治疗已逾 3 年半，肝脏占位性病变消失，且腹水消退后长期未见复发。而原有乙型肝炎的相关检查指标亦有明显改善，因此可以说疗效是肯定和满意的。尚需指出的是，该病例用药时间较长，如何看长期用药问题呢？一者效不更方，守法守方是常理；二者不要以为中药治疗慢，可以想一下临床上多少疾病服用西药时，常几年、十几年甚至更长时间的用药，治疗也不快，明确此点，不在于避免对中医药治疗的指摘而在于明此以守方。笔者体会相当多的慢性肝病（如乙型肝炎、肝硬化）及某些肝癌，坚持长期服药，常可收到理想之效果，有时甚至收到意料之外的效果。

需要提出的是，中医的"肝"并不等同于解剖学的"肝"，中医的肝病、证也不完全等同于但又包含了西医的某个或某些肝病，这恐怕是中医界的共识。因此，中医治疗肝病（证）的理论和经验可应用于某些西医肝病的治疗，关键是掌握中医病机和证候。这即是本文所示甲乙煎化裁应用于不同的西医肝病（化疗肝损伤、乙型肝炎、肝硬化、肝癌）的原因，也是值得进一步研究的方面。

【案 5】肝癌

黄某，女，52 岁，河北省廊坊市某县居民。

初诊：2017 年 9 月 20 日。

主诉：腹胀食欲不振加重半年。

现病史：患者因腹胀、食欲不振于天津市某医院检查，CT 示：肝右叶高血供团块，考虑肝癌；肝硬化；脾大、腹水；食管下段及胃底区静脉曲张，肝门区、肝胃韧带区、腹主动脉周围多发淋巴结。进行一次介入治疗后，症状不减。化验检查：AST 132U/L，ALT 91U/L，A/G 1.13，总胆红素 31.9μmol/L，AFP ＞ 1200ng/mL。遂就诊于中医。

证候：脘胀便溏（3 ～ 4 次 / 日），纳差，足肿，脉滑，舌红苔薄黄。

辨证分析：肝郁脾虚湿困。

治法：疏肝健脾化湿。

处方："甲乙煎"合藿朴夏苓汤化裁。

茵陈 30g，茯苓 30g，猪苓 10g，薏苡仁 30g，白茅根 10g，泽泻 10g，郁金 10g，柴胡 10g，连翘 10g，焦山楂 10g，焦神曲 10g，焦麦芽 10g，生甘草 10g，藿香 10g，厚朴 10g，淡豆豉 10g，陈皮 10g，清半夏 10g，滑石 10g。

水煎服，每日 1 剂，早晚分服，每周服 6 剂。

2017 年 11 月 1 日二诊：

纳差足肿减轻，腹胀大便溏（1 ～ 2 次 / 日），伴口苦，脉滑，舌红苔薄黄。

查 B 超：肝硬化，脾大，门静脉、脾静脉增宽，腹水，肝周少量积液，胆囊壁水肿。复查肝功能：ALT 18U/L，AST 39U/L，A/G 1.74，总胆红素 23.7μmol/L。

服药已效，仍拟原意处方化裁。

茵陈 30g，茯苓 30g，薏苡仁 30g，佩兰 10g，泽泻 10g，郁金 10g，柴胡 10g，连翘 10g，生甘草 10g，白茅根 10g，猪苓 10g，淡豆豉 10g，厚朴 10g，陈皮 10g，山药 30g，鸡内金 10g，车前子 10g（布包）。

水煎服，每日 1 剂，早晚分服，每周服 6 剂。

2017 年 12 月 7 日三诊：

证候：脘胀便溏，便前肠鸣阵作，脉滑舌红苔白。复查肝功能：ALT 18U/L，AST 39U/L，A/G 1.14，总胆红素 23.7μmol/L。AFP：193.50ng/mL。

治法：仍遵原法进退。

处方：茵陈 30g，茯苓 30g，薏苡仁 30g，猪苓 10g，佩兰 10g，淡豆豉 10g，泽泻 10g，郁金 10g，白茅根 10g，柴胡 10g，连翘 10g，生甘草 10g，车前子 10g（布包），厚朴 10g，陈皮 10g，山药 30g，鸡内金 10g，荆芥 10g。

水煎服，每日 1 剂，早晚分服，每周服 6 剂。

2018 年 1 月 26 日四诊：

服药后已无明显不适，脉滑舌红苔白。

有关检查：天津市某医院检查 CT 大致同前（但肝门区、肝胃韧带区、腹主动脉周围多发淋巴结影，轻度强化）。肝功能复查：ALT 25U/L，AST 37U/L，A/G 1.27，总胆红素 22.2 μmol/L。AFP：39.69 ng/mL。

近期疗效满意，继续 2017 年 12 月 7 日方，猪苓改 15g，白茅根改 15g。

水煎服，每日 1 剂，早晚分服，每周服 6 剂。

该例治疗的近期疗效还是满意的，值得一提的是，不仅症状明显改善，且肿瘤标志物（AFP）由介入治疗后极高值大幅下降至近正常值，治疗中坚持的仍是突出中医特色的辨证论治，对于其他一些肿瘤标志物明显升高之患者的治疗，有些地方尚需进一步探讨，但笔者体会，仍应以辨证论治为主，此例的治疗也提示了此点。

【案6】肝癌

蔡某，女，61岁。

初诊：2012年7月10日。

主诉：间断腹部胀满1年，加重半月。

现病史：患者缘于1年前无明显诱因出现腹部胀满，未引起重视，半月前自觉症状加重，遂就诊，查CT印象：肝癌；肝硬化，脾大，门静脉及脾静脉扩张，脾静脉较甚。肝功能检查示：ALT 82U/L，AST 81U/L，A/G 1.12，总胆红素 32.4μmol/L，丙肝抗体（＋）。骨髓穿刺示：继发性血小板减少症。西医诊断：肝癌，肝硬化，血小板减少症。遂求中医药治疗。

证候：腹部胀满，上腹部有压痛，无反跳痛，纳食差，乏力，以双下肢为著，便溏，日行3～4次。舌质红，苔白，脉滑。

辨证分析：肝郁脾虚湿阻。

治法：疏肝健脾，化湿行气。

处方：甲乙煎加旋覆花10g，茜草10g，升麻10g，鳖甲15g。

水煎服，每日1剂，早晚分服，每周服6剂。

2012年9月21日二诊：

腹部胀满减轻，乏力略好转，仍有便溏，时头晕，舌红，苔薄黄，脉滑。查肝功能：ALT 76U/L，AST 93U/L，A/G 1.15，总胆红素 21.26μmol/L，血常规：WBC 1.87×10^9/L，血小板 44×10^9/L。

初诊方加侧柏叶15g，紫菀10g，白茅根10g，地骨皮15g。

2013年2月18日三诊：

患者腹部胀满及便溏减轻，复查WBC 2.02×10^9/L，血小板 40×10^9/L，继用前方随症治疗。截至2015年12月，患者精神可，无明显气短、乏力，历经3年多，病情平稳，继续巩固治疗。

我国肝癌患者逐年增多，而且有年轻化趋向，临床中不乏20来岁的肝癌患者，甚至有10多岁者，给家庭带来严重的经济及精神负担。另外，不管是哪个部位的原发病，只要涉及化疗，无疑对人体产生损害，尤其是肝功能受损及恶心、呕吐等消化道反应极易出现，即肝脾（胃）同损。因此针对化疗肝损害及肝癌，不仅要治肝，而且要治脾（胃），肝脾同治。中医注重治未病思想，"见肝之病，知肝传脾，当先实脾"，故又应侧重于脾。笔者采用"健脾化湿，疏肝和胃，调理气机，佐以解毒"的基本原则组成自拟甲乙煎，选药轻灵，性平味淡。以此方加减治疗肝癌、肝硬化、化疗后肝损害均能取得一定疗效。

肝癌治疗中还应重视调神。肝以疏为贵，故治疗肝癌，调神是十分重要的。我们一般只注意对患者精神调摄，其实调神包括了患者、家属、亲朋好友在内的系统的全方位的工作，家属的言谈无疑对患者的情绪会产生影响。有些患者患癌后，家属刻意隐瞒，然而面部表情凝重，患者从其面部表情中获得不祥之兆，反而更加重心理负荷。所以，真正从心理上调理，一定程度上讲是一个系统工程。

再者，二诊时患者诉便溏，处方中无收敛固涩之品，缘于患者舌红，苔薄黄，脉滑，有湿邪内阻之象，故用紫菀、白茅根、地骨皮利湿，使湿邪从小便而去，利小肠以实大肠。

（范焕芳，笔者出师徒弟经治）

由于"甲乙煎"组方为肝、脾（胃）同调，因而可据证用于某些脾胃病证的治疗，体现了中医药的特点。

【案7】胃癌

秦某，男，58岁，河北省石家庄市某县农民。

患者因食后胃堵胀，2013年10月16日于原籍医院行电子胃镜检查示：贲门口下小弯侧有约1.0cm×1.0cm凹陷，上覆薄白苔，边缘黏膜充血水肿隆起。印象：胃癌。后经病理学确诊为腺癌。既往史：脑梗死病史，现左侧肢体半身不遂。慢性乙型病毒性肝炎病史。

初诊：2013年11月21日。

证候：面露焦虑，意欲纳食，但食后胃内堵闷不舒，左半身不遂，大便时稀，舌红，苔白，脉弦数。肝功能检查：ALT 87U/L，HBV-DNA 9.099E+07。

辨证分析：痰瘀阻膈，气虚络阻。

治法：化痰启膈，补气通络。

处方：自拟启膈Ⅱ号方加补阳还五汤化裁。

郁金10g，沙参10g，丹参10g，浙贝母10g，荷叶10g，茯苓30g，砂仁10g，浮小麦30g，清半夏10g，党参10g，桃仁10g，桂枝10g，赤芍10g，生黄芪10g，全蝎6g，柴胡10g，生甘草10g，红花10g，当归10g，地龙10g。

水煎服，每日1剂，早晚分服，每周服6剂。

2013年12月6日二诊：

证候：证未减，且胃堵闷时伴有恶心，多发于辰时和申时，舌红，苔白，脉弦。

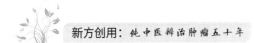

辨证分析：痰瘀阻膈、气机不畅为主，偏瘫络阻为次。

治法：以化痰瘀、和胃降逆治其主，后议其次。

处方：初诊方去柴胡、生甘草、红花、当归、地龙、桂枝，加旋覆花 15g（包煎）、代赭石 15g、地龙 10g。

2014 年 2 月 19 日三诊：

证候：胃堵闷好转，仍伴有恶心，舌红，苔白，脉滑。查肝功能：ALT 377μ/L，AST 161μ/L；乙肝五项：HBsAg（＋），HBeAg（＋），HBcAg（＋），HBV（－）。DNA 1.302E+10。

辨证分析：木土失调。

治法：木土同调。

处方：自拟经验方甲乙煎化裁。

茵陈 30g，茯苓 30g，薏苡仁 30g，佩兰 10g，泽泻 10g，郁金 10g，柴胡 10g，连翘 10g，生甘草 10g。

2014 年 3 月 18 日四诊：

证候：轻度胃胀，恶心未作，舌淡红，苔白，脉滑。查肝功能：ALT 111μ/L，AST 61 μ/L。

辨证分析：药已中的，仍施上法化裁。

处方：三诊方加荷叶 10g、浮小麦 30g。

其后基本以上法，随证以甲乙煎加减治之。

2014 年 10 月 28 日五诊：

证候：胃脘胀满，辗转不适，舌淡红，苔白，脉滑。查肝功能：ALT 251μ/L，AST 155 μ/L。

辨证分析：湿邪困脾，反侮肝木。

治法：化湿悦脾。

处方：藿朴夏苓汤加减。

藿香 10g，厚朴 10g，清半夏 10g，陈皮 10g，薏苡仁 30g，杏仁 10g，焦山楂 10g，焦神曲 10g，焦麦芽 10g，柴胡 10g，郁金 10g，生甘草 10g。

服药近 2 月后，仍以甲乙煎化裁。

2016 年 1 月 8 日六诊：

证候：病情平稳，胃部时有胀满，自觉乏力，纳可，大便尚调，舌红苔白脉滑。

辨证分析：木郁土虚。

治法：疏肝健脾。

处方：逍遥散合四君子汤加减。

黄芪 15g，党参 10g，白术 10g，茯苓 30g，生甘草 10g，当归 10g，柴胡 10g，白芍 10g，茵陈 30g，荆芥 10g，炒麦芽 30g。

间断服近 6 个月后，继以甲乙煎化裁。

2016 年 12 月 19 日七诊：

证候：胃部偶有胀满，乏力，食欲佳，大便尚调，舌红苔白脉弦。查肝功能：ALT 623μ/L，AST 491μ/L，总胆红素 22.6μmol/L。

辨证分析：湿热并重，浊邪内盛。

治法：清热利湿化浊。

处方：甘露消毒丹加减。

草豆蔻 10g，藿香 10g，滑石 10g，茵陈 30g，石菖蒲 10g，黄芩 10g，连翘 10g，浙贝 10g，射干 10g，薏苡仁 30g，柴胡 10g，党参 10g。

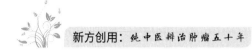

服药近 2 月，再以甲乙煎化裁至 2018 年 2 月 26 日胃癌施治已收捷效，继以中药巩固调理。

2018 年 2 月 26 日胃镜检查示：慢性非萎缩性胃炎；肝功能检查：ALT、AST 下降但未复常。胃癌施治已收捷效，继以中药巩固调理。2018 年 9 月初复诊，病逾 5 年，胃癌未复发。

第二章　启膈方

一、主要药物

启膈方一号：郁金、沙参、丹参、浙贝母、荷叶、茯苓、砂仁、浮小麦、清半夏、麦冬、山药、鸡内金、生甘草等。

启膈方二号：一号方加全蝎、僵蚕等。

郁金理气化痰开郁结，砂仁行气，荷叶宣胃气，贝母解郁化痰，半夏化痰降逆，沙参养胃阴，合以浮小麦、山药甘润益胃，鸡内金健胃化积，丹参活血通降，全蝎化痰通络，甘草调和诸药。且山药、鸡内金相配，"补"（益胃）"运"（助运化）相辅。山药配鸡内金为笔者喜用之药对。张锡纯曰"山药色白入肺，味甘归脾，液浓益肾，能滋润血脉，固摄气化，宁嗽定喘，强志育神，性平可以常服多服"，且"山药之性，能滋阴又能利湿，既滑润又能收涩，是以补肺、补肾兼补脾胃""在滋补药中诚为无上之品"。用鸡内金，一者在于助山药之运化，再者取其消瘀滞之功。张锡纯指出鸡内金"不但能消脾胃之积，无论脏腑何处之积，鸡内金皆能消之""又凡虚劳之证，其经络多瘀滞，加鸡内金于滋补药中，以化其经络之瘀滞而病始可愈"。从肿瘤证候表现看，既有"瘀滞"，又多见"虚劳"之特征，且又需长期服药，山药配伍鸡内金实有"平中见奇"之效。

二、临床应用

食管癌及贲门癌、胃癌（包括术后、放疗后、化疗后及不宜手术、放疗、化疗的患者）。脉细、缓或弦、滑，舌红苔白或少苔。

三、创用之思考

启膈方为笔者参考《医学心悟》之论，汇以古医家有关论述，借鉴"启膈散"的组方法则和用药，结合现代药理研究的有关资料和临床应用体会，开拓思维而拟定的方剂。启膈散为《医学心悟》治噎膈的名方，但以该方治疗癌症却鲜有报道，笔者较早即将启膈散化裁用于食管癌（包括术后、放疗后、化疗后及不宜手术、放疗、化疗的患者）的治疗，在改善症状、提高生活质量、延长生存期等方面取得了可喜的疗效。

化裁启膈散是基于以下考虑。

噎膈虽不等于食管癌，但毕竟包含着食管癌。

程钟龄认为："噎膈，燥症也，宜润……结，结热也，热甚则物干。凡噎膈症不出'胃脘干槁'四字。"故以启膈散甘寒濡润化痰解郁治之。此病机和治法与某些上消化道肿瘤的情况也是基本吻合的。

启膈散中一些药物的实验研究也证实其具有抗癌作用。由"启膈散"到"启膈方"（Ⅰ、Ⅱ号），是古论古方的发掘，在多年临床应用的基础上，笔者指导硕士、博士研究生又就启膈方的抗癌作用进行了一些实验研究，介绍如下。

启膈Ⅰ、Ⅱ号方抗肿瘤机制的体外实验研究，结果两方作用于人白血病细胞株 K562、人胃癌细胞株 BGC823、人食管癌细胞株 TE13 瘤株72 小时后，与阴性对照组比较，显著抑制了瘤株的增殖，且抑制作用表现出明显的量效关系。另外，启膈Ⅰ、Ⅱ号方作用小鼠脾细胞72小时后，显著刺激了小鼠脾细胞的增殖，且增殖作用表现出明显的量效关系。

启膈方诱导K562凋亡的实验研究，结果：经启膈Ⅰ、Ⅱ号方作用72小时后，部分细胞出现胞浆空泡、核固缩、核边集、核破碎、核小体形成等细胞凋亡的特征，且随药物作用时间的延长，促肿瘤细胞凋亡的现象越明显。

启膈方对小鼠免疫功能的影响：启膈Ⅰ、Ⅱ号方对小鼠B细胞分泌IgG有较强的促进作用，提示启膈方对B细胞功能有一定的调节作用。小鼠T细胞对启膈方的刺激有着很强的反应性，提示启膈方对T细胞增殖也有一定的调节作用。虽然未检测启膈方对小鼠单核细胞增殖的促进作用，但发现其对促进单核细胞分泌TNF有较强的作用。因此，就体外实验研究而言，启膈方对T细胞、B细胞、单核细胞都有免疫增强作用，充分体现了中医药整体治疗优势。本研究还发现肿瘤培养上清对小鼠脾细胞增殖有抑制作用，且启膈方可以逆转肿瘤细胞的这种免疫抑制作用。

启膈方抗胃癌转移机制的研究：

启膈方对人胃癌细胞株MGC、人食管癌细胞株EC109同质黏附的影响：启膈方可提高人胃癌细胞株MGC、人食管癌细胞株EC109的黏附率、聚集体形成率，提高同质黏附能力。启膈方可提高MGC人胃癌细胞、EC109人食管癌细胞E-Cadherin蛋白的表达。

启膈方对MGC、EC109细胞增殖、运动、分泌MMP-9活性的影响：启膈方可抑制MGC、EC109肿瘤细胞的增殖和运动能力，减慢其运动速度。启膈方可抑制MGC、EC109肿瘤细胞分泌MMP2、MMP9的活性。

启膈方对小鼠胃癌模型肺转移的抑制作用：启膈方可抑制小鼠胃癌模型肿瘤的生长，减少肺转移的发生，减轻肺转移的程度。

启膈方对转移相关因子的影响：启膈方可通过提高黏附分子 E-Cadherin 的表达，降低蛋白水解酶 MMP2、MMP9 的表达，降低血管内皮生长因子 VEGF 表达，降低微血管密度 MVD，降低小鼠血浆 GMP-140、TXB2 水平，而起到抑制转移的作用。

实验研究结果更加深了对启膈方的认识，长期的临床应用又获得了一些新的启示。

将启膈方用于贲门癌、胃癌（包括术后、放疗后、化疗后，不宜手术、放疗、化疗者及晚期患者）的治疗也取得了较理想的疗效，由此也拓宽了对"噎膈"病位的认识。

经治疗数例癌前病变，包括食管、胃部疾病（病理检查有鳞状上皮、腺上皮不典型增生者），取得了意料之外的效果，不仅临床症状改善，而且病理检查复常，其中数例患者经 1 ~ 3 年追访，病未再发，此点不仅扩展了启膈方的应用范围，更佐证了启膈方治疗癌症的作用。

笔者经治的食管癌、贲门癌、胃癌，多数为术后或放、化疗中及放、化疗后的患者，以中医药治疗，对提高生活质量，治疗术后某些并发症及放、化疗的不良反应，效果是明显的。对晚期不能手术、放疗者，单纯中医药治疗，特别是能长期生存（超过 5 年以上）者疗效尚需进一步提高，考虑其原因为：①食管癌、贲门癌、胃癌病人多出现胃脘不适、吞咽不爽、食欲减退等症状，易引起患者注意，不像某些癌症（如某些肺癌）早期无明显症状而被忽视，且消化系统疾病的内镜检查目前亦比较普遍，因此发现疾病后，有手术指征者较多（且手术治疗的效果也是比较理想的）。放疗对某些食管癌的疗效也不错，因此，相当多的上述患者，病后首先接受的是西医治疗。②单纯进行中医药治疗的多数为晚期、不能或不宜进行西医治疗者。笔者体会，治疗中一个棘手的问题是"梗阻"的出现，表现为不能进食、食入则吐等，影响长期用药和长期带瘤生存。中医虽有些"开关""开道"的治疗，但疗效欠确切，有些患者通过胃"造瘘"或食管支架手术可以短期解决一些进食问题，给中医药治疗争得一些时间，但总的来讲，疗效仍不十分理想。因此如何解决"梗阻"，应是值得深入研究的问题。笔者已毕业之博士（博士生导师）任职于河北省中医药噎膈证治研究室，在已有经验的基础上，正继续拓展研究。

在食管癌、贲门癌、胃癌治疗中有一个情况值得思考，即某些病人会出现淋巴结（锁骨上、纵膈、腹膜后淋巴结……）转移，出现锁骨上淋巴结转移者，视而可见，中医辨证当属"瘰疬""痰核""恶核"等范畴。锁骨上淋巴结转移是食管癌、贲门癌、胃癌病程中可能出现的一个并发症，其与原发病有明确的因果关系，为一个病的一种情况，但从传统中医理论来看，噎膈（食管癌、贲门癌、胃癌就其证候分析当属此病范畴）与瘰疬、痰核、恶核（锁骨上淋巴结转移当属此病范畴）之间的关联及因果关系，历代中医文献却少有论及。笔者浏览了一些中医外科著作，注意到在《疬科全书》中曾论及："疬之成症，原与痨瘵相表里者也，同一阴火也，痰也。其痰其火行之脏腑，初则咳嗽吐血，随成痨瘵，行之经络，则为瘰疬……故善治者，只理其肝、脾、肾三经之阴火而已。"其治疗中谈到"伤肺疬，凡因咳嗽日久而来者……一由外感，一由内伤"，又有"绝命疬"，其证"或夹吐血而来者，或因患疬而至吐血者，俱名绝命疬，最为难治，又兼吐血，则经络脏腑内外俱伤，焉得不死"。该书所论，显然明确提出了瘰疬与脏腑疾病间的关联和因果关系，而当内脏疾患与瘰疬同见时则病情较危重。从现今医学来看，此论所及大概主要为结核病性疾患（肺内、肺外结核），但从内脏病变证候（咳嗽、咳血……）看，不排除有肺癌的存在，这就值得思考了，而更值得回味的是，其将瘰疬与内脏疾患以"相表里"而命题立论。笔者想，乳癌、肝癌、肠癌等，皆可出现淋巴结转移，其形于外者，中医则以瘰疬、痰核、恶核、马刀等命病，依《疬科全书》之论推之，这些疾病间也应有"相表里"之关联，认识此点，对充实完善中医治疗是有意义的。遗憾的是，历代中医文献未能对此引起足够重视，临床论及者较少。笔者在治疗食管癌、贲门癌、胃癌淋巴结转移，拟定中医立法处方时，是将内、外合为一体来考虑而以治内为主，以启膈方加化痰软坚散结之品（多合以消瘰丸等化裁）。临床所见还是颇具疗效的。

四、医案举例

【案8】食管、胃底腺癌

范某，女，77岁，已婚，河北省石家庄市某厂工人。

初诊：2009年8月30日。

主诉：吞咽不利3月余，加重10天。

现病史：患者于2009年5月即感吞咽食物不利，未引起足够重视，而症状呈进行性加重，就诊前10天，在河北省某医院行胃镜检查示：食管距门齿30cm处可见新生物，质脆，触之易出血，贲门可见病变侵及，胃底可见巨大溃疡性病变，表面凹凸不平，覆污秽苔，质脆，触之易出血，胃体黏膜充血水肿，印象胃癌侵及食管。病理检查：（食道、胃底）报告为腺癌。

既往史：慢性胃炎史20余年。

证候：面色少华，声低懒言，吞咽不利，烧心吞酸，恶心，胃胀痛，纳少口干，大便干燥，脉细，舌红苔薄白欠润。

辨证分析：胃阴不足，气郁痰阻，胃失和降。

治法：养胃降逆，解郁化痰。

处方：启膈方Ⅱ号（自拟方）化裁。

郁金10g，沙参10g，丹参10g，麦冬15g，浙贝母10g，浮小麦30g，荷叶10g，清半夏10g，砂仁10g，山药10g，鸡内金10g，生甘草10g，柏子仁10g，全蝎6g，炒杏仁10g。

2009年9月13日二诊：

上方服用2周，恶心、胃胀痛缓解，仍吞咽不利、烧心吞酸、口干、大便干燥，脉缓，舌正红苔薄白。初服药已见效，原方加当归10g、郁李仁10g、海螵蛸10g服之。

2009年9月27日三诊：

烧心吞酸缓解，吞咽不利感明显减轻，唯时有乏力，脉、舌同二诊，故仍以原方，加党参10g服之。

以上方略事化裁，服药半年余，诸证若失，继以上法治之（间或加用僵蚕、地龙、天冬、海浮石、旋覆花、桃仁、肉苁蓉等品），因诸证减轻，近半年来由每日服药一剂改为每二日服药一剂，患者除显消瘦外，一般情况良好，并能操持些家务，闲时打麻将以消遣，患病就诊后4年余，情况良好。

患者初诊以启膈方（Ⅱ号）化裁治之，复诊加当归、郁李仁养血而润肠，海螵蛸与浙贝相合以制烧心吞酸，其后据证或加党参以益气健脾，或加僵蚕、地龙以化痰通络，旋覆花、海浮石以化痰而降胃，桃仁以行血，天冬以育阴，肉苁蓉以润燥通肠，但基本治法处方不离初诊之大法。

【案9】胃低分化腺癌术后淋巴结转移

李某，男，61岁，河北省某县农民。

患者因胃癌于 2010 年 12 月在河北医科大学某医院行手术治疗，术后病理示低分化腺癌（胃体小弯侧），TNM 分期 $T_4N_3M_0$ Ⅲ c 期，术后化疗 8 个疗程。2011 年 8 月 9 日因 B 超检查发现左锁骨上窝多发淋巴结肿大、左侧颈根部淋巴结肿大、双侧腹股沟区多发淋巴结肿大，而予中医药治疗。

证候：患者疲乏无力，下肢轻度浮肿，失眠，脉缓舌淡红苔白。

处方：启膈方Ⅱ号加味。

郁金 10g，沙参 10g，丹参 10g，浙贝母 10g，荷叶 10g，茯苓 30g，砂仁 10g，浮小麦 30g，山药 20g，鸡内金 10g，全蝎 6g，党参 15g，白术 10g，炙甘草 10g，合欢皮 10g，陈皮 10g，薏苡仁 30g，柴胡 10g，赤芍 10g，白芥子 10g。

服药至 2011 年 9 月 22 日，下肢浮肿、失眠好转，疲乏无力大减，复查 B 超示双侧腹股区未见淋巴结肿大征象。

上方服至 10 月 28 日，体力渐增，食欲佳，脉滑舌红苔白，继续以启膈方化裁治之。2011 年 10 月 27 日，B 超检查示左侧颈根部 2.3cm×1.6cm×1.5cm 实性低回声结节。

处方：郁金 10g，沙参 10g，浙贝母 10g，荷叶 10g，茯苓 30g，丹参 10g，砂仁 10g，浮小麦 30g，地龙 10g，全蝎 6g，桂枝 10g，白芍 10g，牡蛎 30g，白芥子 10g，炙甘草 10g，皂刺 10g。

服药至 2011 年 12 月 21 日，患者几无明显症状，复查 B 超，仅见左锁骨上窝淋巴结肿大（约 1.2cm×0.9cm）。至 2012 年 2 月 15 日复诊，患者一般情况好，仍以启膈方化裁，调理脾胃，兼以化痰散结软坚。至 2012 年 11 月 1 日复查，胃癌无复发征象，且双侧颈血管旁、锁骨上窝、腋下及腹股沟区均未见明显肿大淋巴结。

该例病理诊断及术后 TNM 分期均提示为胃癌之较重者，术后化疗 8 个疗程，出现多处淋巴结转移征象。中医治疗仍立足于胃癌，可以说，将淋巴结肿大与胃癌间的关系以"相表里"来对待，以启膈方为基础化裁。2011 年 8 月 9 日就诊时，因乏力肢肿少寐舌淡，气虚脾弱较明显，故合以四君子汤益气健脾，柴胡、赤芍调肝理气（所谓"肝者，罢极之本"也，且肝藏魂，调之以安神），乃柴芍六君子汤之意，加白芥子以化痰散结。服药 2 月余，体力渐增，食欲渐佳，失眠好转，气虚脾弱得助而神得安，故仍以启膈方为基础，去柴芍六君子汤，加牡蛎、白芥子、皂刺以加强化痰散结软坚之力，加桂枝、白芍、甘草则和阴阳而助中气。用药 4 个多月后，多处淋巴结肿大明显减轻，近期疗效是显而易见的。

注：该患者 2013 年后间断就诊，病情稳定。2016 年 7 月底就诊，始得知，中医药治疗期间曾服用希罗达，患者认为与原来静脉化疗不同，故不认为是化疗而未言明。因思中医治疗时乃系统化疗 8 个疗程后出现了淋巴结转移，故中医的治疗作用还是肯定的。

【案 10】胃癌术后吻合口黏膜病理鳞状上皮不典型增生

候某，女，60 岁，已婚，石家庄市某厂工人。

初诊：2006 年 5 月 31 日。

主诉：胃痛消瘦半年余。

现病史：患者于 2005 年 10 月底因胃癌行手术治疗，术后化疗近 2 个疗程（第二疗程因不能耐受而自动中止），其后时发胃痛、胃胀，伴食欲不振，间有恶心、泛酸，对症治疗病情时轻时重，近半年来日渐消瘦，胃镜检查提示胃癌手术吻合口处炎症。病理检查：黏膜慢性炎症，伴鳞状上皮不典型增生，因惧怕胃癌复发而求诊。

既往史：慢性胃炎史 10 余年。

证候：面色少华，声低懒言，胃胀痛，且多于食后 1 小时左右胃痛加重，纳差，口干，时有恶心烧心，大便欠爽，脉缓，舌红苔薄白欠润。

辨证分析：胃阴不足，气郁痰阻，胃失和降。

治法：养胃降逆，解郁化痰。

处方：启膈方Ⅱ号化裁。

郁金 10g，沙参 10g，丹参 10g，麦冬 15g，浙贝母 10g，浮小麦 30g，荷叶 10g，茯苓 15g，清半夏 10g，砂仁 10g，山药 10g，鸡内金 10g，生甘草 10g，全蝎 6g。

水煎服，每日 1 剂，早晚分服，每周服 6 剂。

2006 年 7 月 4 日二诊：

服上方已月余，胃胀痛减轻，食欲增加，恶心未作，大便已调，仍有口干、烧心，脉缓，舌红苔薄白。

效不更方，继以原法治之。

其后以上方为基础据证略予加减，服药半年余，诸证若失，2006 年 10 月 22 日复查胃镜，见癌手术吻合口处轻度黏膜充血，病理检查：黏膜慢性炎症。

嘱患者可以前方间断服之，巩固治疗。至 2008 年 4 月追访，情况良好，2006 年 10 月后二次复查胃镜（每半年复查一次），仅见轻度胃黏膜充血，病理检查无特殊异常表现。

该例治疗提示，启膈方可用于食管、贲门、胃等某些癌前病变的治疗，因此为上消化道恶性肿瘤的预防提供了思路。再者，该病例证候表现既无"噎"，亦无"膈"，其病当属中医胃脘痛范畴，这也扩大了对"启膈"的认识。

个别病例的治疗启示，启膈方的作用是多层次的，其中，亦可能涉及食管动力学的一些问题，值得进一步研究。虽然，启膈方的研究和应用尚需进一步深化，但它已经说明：在肿瘤的中医治疗中，研究中医文献，发掘运用古方是大有可为的。启膈方的研制及对其他一些恶性肿瘤的治疗，笔者走了一个研究文献、发掘古方、结合临床加以充实、结合现代研究加以完善、开拓思维不断提高的方向，也形成了笔者治疗癌症的一个学术突出点，深信这条道路是前景广阔的。

【案 11】胃癌前病变

王某，女，62 岁，河北省廊坊某县农民。

初诊：2014 年 3 月 24 日。

主诉：胃胀口干，时轻时重半年。

现病史：患者胃胀满多日，未予重视，近日在天津市某医院检查，胃镜示胃黏膜病变性质待定（病理：胃大弯侧部分腺体轻度非典型增生，固有层淋巴组织增生；胃窦腺体中度肠化伴轻中度非典型增生，固有层淋巴组织增生，淋巴滤泡形成），上腭黏膜病变性质待定，家属惶然而就诊。

证候：上颚黏膜片状发黑，胃脘胀满，口干渴，咳吐白痰，头晕少寐，脉弦舌红苔薄黄。

辨证分析：痰、热、瘀、毒交织，胃津受抑。

治法：化痰、清热、行瘀、解毒、益胃。

处方：自拟启膈方合温胆汤化裁。

清半夏 10g，陈皮 10g，茯苓 30g，生甘草 10g，竹茹 10g，枳实 10g，郁金 10g，浙贝母 10g，沙参 10g，丹参 10g，荷叶 10g，浮小麦 30g，柴胡 6g，赤芍 10g，砂仁 10g，黄柏 10g，蝉蜕 10g，生牡蛎 30g。

水煎服，每日 1 剂，早晚分服，每周服 6 剂。

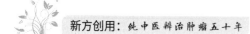

以启膈方化痰解郁益胃，温胆汤清热化痰，柴胡、赤芍、生牡蛎、蝉蜕疏肝解郁散结，黄柏、砂仁、生甘草乃封髓丹清相火而理胃气。

2014年5月14日二诊：

证候：服上方后胃胀、咳痰、头晕减轻，口干渴未作，上腭部病变无变化，稍痛，脉弦，舌红苔白。

处方：依初诊方化裁。

郁金10g，沙参10g，丹参10g，浙贝母10g，荷叶10g，茯苓30g，砂仁10g，浮小麦30g，当归10g，玄参30g，金银花30g，生甘草15g，柴胡10g，赤芍10g，白芷6g，蝉蜕10g。

水煎服，每日1剂，早晚分服，每周服6剂。

方用启膈方，柴胡、赤芍、蝉蜕用意同初诊，咳痰、头晕减轻，口干渴好转，故去温胆汤。上腭黑色病变无变化且稍有疼痛，故合四妙勇安汤清热解毒行瘀化痰，"润""清""活"并施，且化痰散结。

2014年6月17日三诊：

因家距石家庄路途较远，故坚持以上诊方服用，每周5～6剂。胃胀、头晕好转，上腭黑色病变如往，但未疼，脉弦舌红苔白。

仍以上方加地骨皮10g清肺止咳。

2014年9月2日四诊：

证候：胃无不舒，仍时有咳吐白痰，脉右弦舌红苔白。

处方：仍以原法化裁。

郁金10g，沙参10g，丹参10g，浙贝母10g，荷叶10g，茯苓30g，砂仁10g，浮小麦30g，清半夏15g，陈皮10g，生甘草15g，白芷6g，地龙10g，桃仁10g，延胡索30g，当归10g，知母10g，金银花15g，赤芍 10g，蝉蜕 10g。

水煎服，每日 1 剂，早晚分服，每周服 6 剂。

2014 年 11 月 19 日五诊：

证候：除稍有咳痰口干外，余无不适，脉舌如前，于天津市原就诊检查之医院复查胃镜未见明显异常。

处方：仍以原法巩固治疗。

清半夏 15g，陈皮 10g，茯苓 30g，生甘草 15g，当归 10g，白芍 10g，柴胡 10g，生甘草 20g，郁金 10g，沙参 10g，丹参 10g，浙贝母 10g，荷叶 10g，砂仁 10g，浮小麦 30g，黄柏 6g，蝉蜕 10g。

水煎服，每日 1 剂，早晚分服，每周服 6 剂。

2015 年 5 月 13 日六诊：

因牙痛、牙龈出血来诊，胃无不适，原证候若失，且上腭黏膜黑变减轻（消退约 1/2）。

处方：予清胃散合玉女煎化裁治之（此笔者用治胃热火郁牙痛喜用之配方）。

后未再诊。

【案 12】食管鳞状上皮不典型增生

纪某，男，49 岁。

初诊：2007 年 5 月 8 日。

主诉：胸口灼热，食欲不振，呃逆，口干，大便稀溏半年，加重 2 周。

现病史：患者半年前无明显诱因出现胸口灼热、食欲不振、呃逆、口干、大便稀溏，未服药治疗。近 2 周症状加重。检查胃镜病理示：食

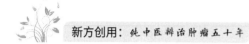

管鳞状上皮不典型增生（中度）。

证候：面色少华，声低懒言，脉弦，舌红苔薄白欠润。

辨证分析：痰气阻滞，胃阴灼伤。

治法：解郁化痰，育阴生津。

处方：启膈方合麦门冬汤加减。

郁金 10g，沙参 10g，丹参 10g，浙贝母 10g，荷叶 10g，茯苓 30g，砂仁 10g，浮小麦 30g，清半夏 10g，麦门冬 15g，山药 30g，鸡内金 10g，生甘草 10g。

水煎取汁 300mL，每日 1 剂，早晚分服，每周服 6 剂。

2007 年 5 月 15 日二诊：

患者食欲不振、呃逆、口干减轻，余症同前。继服上方 2 个月后，诸症若失，复查胃镜，病理示：食管黏膜慢性炎症。效不更方，继服该方 4 个月，复查胃镜示：食管黏膜光滑，未取活检组织。

历代中医文献虽未记载食管癌及其癌前病变，但中医学噎膈的表现与食管癌十分相似。噎膈，是指吞咽食物哽噎不顺，饮食难下，或纳而复出的疾患。噎即噎塞，指吞咽时哽噎不顺；膈为格拒，指饮食不下。噎虽可以单独出现，而又每为膈的前驱表现，所以临床常以噎膈并称。膈之病名首见于《内经》，如《素问·阴阳别论》云："三阳结，谓之膈。饮食不下，膈噎不通，食则吐。"《素问·通评虚实论》曰："隔塞闭绝，上下不通，则暴忧之病也。"传统的概念认为，食管上皮细胞不典型增生是食管癌前病变，其临床表现与食管癌基本相同，亦应属噎膈范畴，乃噎膈早期。噎膈早期，即食管癌前病变病在气分，气逆不降，津液不布，聚而成痰，痰气交阻于咽喉胸膈之间，主要病机为痰气交阻。此期的症状多表现为吞咽不顺，胸膈满闷，嗳气不舒，呕吐痰涎，舌质干红、苔薄白或薄黄。针对痰气交阻的主要病机，采用甘寒濡润、化痰解郁之启膈方为主化裁，使本案食管癌前病变得以逆转，足证活用古方之效也。

（霍炳杰，笔者毕业研究生经治）

第三章　加味苇茎汤

一、主要药物

芦根、桃仁、薏苡仁、冬瓜子、生黄芪、天花粉、鱼腥草、败酱草。

二、临床应用

肺脓肿（肺痈）、重症肺炎肺功能衰竭，脉现滑、细、滑数、细数，舌红苔白或黄。

三、创用之思考

本方首先源于对千金苇茎汤活用之思考：

《金匮要略》附有千金苇茎汤：治咳有微热，烦满，胸中甲错，是为肺痈。苇茎二升，薏苡仁半升，桃仁五十枚，瓜瓣半升。右四味，以水一斗，先煮苇茎得五升，去滓，内诸药，煮取二升，服一升，再服，当吐如脓。

对该方之解，徐忠可云："此方治肺痈之阳剂也，盖咳而有微热，是邪在阳分也，烦满则挟湿矣，至胸中甲错，是内之形体为病，故甲错独见于胸中，乃胸上气血两病也，故以苇茎之轻浮而甘寒者，解阳分之气热，桃仁泻血分之结热，薏苡下肺中之湿，瓜瓣清结热而吐其败浊，所谓在上者越之耳。"

尤在泾云："此下热散结通瘀之力，而重不伤峻，缓不伤懈，可以补桔梗汤、桔梗白散二方之偏，亦良法也。"

王孟英曰："《邹氏续疏》云：苇茎形如肺管，甘凉清肺，且有节之物，生于水中能不为津液隔阂者，于津液之隔阂而生患害者，尤能使之通行；薏苡色白味淡，气凉性降，秉秋金之全体，养肺气以肃清，凡湿热之邪客于肺者，非此不为功也；瓜瓣即冬瓜子，依于瓢内，瓢易溃烂，子能不渑，则其能于腐败之中自全生气，即等于气血凝败之中全人生气，故善治腹内结聚诸痈，而涤脓血浊痰也；桃仁入血分而通气，合而成剂，不仅为肺痈之妙药，竟可疗肺痹之危疴。"

对肺痈，《金匮要略》云："问曰：病咳逆，脉之，何以知此为肺痈？当有脓血，吐之则死，其脉何类？师曰：寸口脉微而数，微则为风，数则为热；微则汗出，数则恶寒。风中于卫，呼气不入；热过于荣，吸而不出。风伤皮毛，热伤血脉。风舍于肺，其人则咳，口干，喘满，咽燥不渴，时唾浊沫，时时振寒。热之所过，血为之凝滞，蓄结痈脓，吐如米粥。始萌可救，脓成则死。"《类聚方广义》云："苇茎汤当以吐脓血臭痰为目的，然非多日多服，则难见其效，且每间七日十日用白散或乌梅丸，取吐下为佳，瓜瓣今用冬瓜子，胸中甲错者，胸膈之肌肉枯腊，无血液之滋也。"

笔者活用该方之思考：①苇茎汤方曰"当吐如脓"，《类聚方广义》云苇茎汤当以吐脓血臭痰为目的，均示该方之"排脓力专"，则未必如《金匮要略》所言"当有脓血，吐之则死""始萌可救，脓成则死"。《金匮要略》之言若理解为病当早治则可。②《类聚方广义》所云："然非多日多服，则难见其效。"也未必如此，若适当加味，则能促其愈。③诸家所云，"此下热散结通瘀之力而重不伤峻，缓不伤懈"（尤在泾）、"桃仁散血分之结热、瓜瓣吐其败浊"（徐忠可），均可见该方之治，针对了"热""瘀""痰""浊"，而"不仅为肺痈之妙药，竟可疗肺痹之危疴"，又见该方可治"危"疾。肺痹出《素问·痹论》乃"皮痹不已，复感于邪，内舍于肺"而致"烦满、喘而呕"，王孟英注释云：可治肺痹之"危疴"值得深思，按肺痹之治，《圣济总录》用五味子汤：五味子、紫苏子、麻黄、细辛、紫菀、黄芩、甘草、人参、桂、当归、半夏。肺热者，《症因脉治》用家秘泻白散：桑白皮、地骨皮、甘草、黄芩、石膏、川连。均逊于"热、瘀、痰、浊"之并治，设合用苇茎汤，其效当优。

20世纪70年代中期，笔者经治胸外科转诊的肺脓疡患者时，考虑千金苇茎汤为中医治疗肺痈之名方，故以该方为主化裁治之（考虑到苇茎之药源，而以芦根代之），虽见到一些效果，然对有些病例（尤其病情较重，病情较长者）效果欠理想。笔者参考西医治疗该病的三个原则（足量有效抗生素；引流排痰；支持疗法），而拟定加味苇茎汤，在苇茎汤的基础上加鱼腥草、败酱草以解毒，生黄芪、天花粉益气阴以补虚，前者与足量有效的抗生素的应用之意暗合，但避免了抗生素的耐药问题，且二药解毒的基础上并有行瘀排脓之功，后者与支持疗法暗合，但优于单纯补液，生黄芪益气并可解毒排脓，天花粉益阴并可解毒，数药有机地融合了数法，证之临床，疗效明显提高。其后经多年治疗肺痈（肺脓疡）效果满意，遂拟定了基本方，命曰加味苇茎汤（以芦根代苇茎）。临床应用后思考之，感到苇茎汤排痰之力优（常见患者用药后咳痰增多且易咳出），实西药所不及者，而肺痈的治疗，排痰行瘀是重要法则，一些病人用抗生素效果不满意的原因恐怕亦在于排痰不力。但该方解毒之力逊之，且乏补虚之功（肺痈日久常有气阴耗伤）故做如上加味。又思之，一些肺部感染性疾病，出现呼吸困难，甚至呼吸衰竭，以清肺、排痰、行瘀法则治之，即可发挥中医药治疗之优势。其后按此思路又治疗了一些相关典型病例，取得了令西医叹服之效果。

四、医案举例

【案 13】肺脓疡

底某，女，25 岁，已婚，农民。

初诊：1977 年 12 月 16 日。

主诉：发烧咳嗽胸痛 1 月余，吐脓性臭味痰半月。

现病史：患者 1 月前突发恶寒发烧，咳嗽胸痛多汗，经抗生素治疗（青霉素、链霉素等）病情无好转，胸片（X 线号 31618）示：两下肺炎症合并左胸腔积液，肺脓疡。

证候：慢性消耗病容，面色苍白，发热微恶寒，有汗而热不减（38.7℃），咳吐脓痰，胸痛纳差，气短便干，口干渴而苦，左背部第 5～7 肋间稍膨隆（左中、下肺叩实，呼吸音减低），脉细，舌淡红少苔，右半舌布薄黄苔。

辨证分析：痰浊热毒蕴肺，气损津伤。

治法：涤痰浊而清肺，益气阴而补肺。

处方：芦根 15g，桃仁 10g，冬瓜子 10g，生薏苡仁 15g，天花粉 12g，沙参 15g，生黄芪 15g，金银花 12g，鱼腥草 15g，败酱草 12g。

水煎服，每日 1 剂，早晚分服，每周服 6 剂。

1978 年 1 月 2 日二诊：

上方治疗半月余（其间停用抗生素等西药），诸症渐好转，现自觉无明显不适，脉缓舌正红苔白。12 月 25 日胸片复查肺部炎症处吸收期，未见胸腔积液影像，遂痊愈出院，随访月余情况良好。

本例患者病情非轻，初感外邪肺气失宣，失治而邪入蕴热于肺，邪热内蕴，灼液成痰而多痰腥臭，病延月余已耗气伤阴，故面色苍白气短，口干渴而便干。此时清肺排痰当为要务，而补益肺之气阴亦不容缓。故方以苇茎汤清肺热而行瘀排痰，更加金银花、鱼腥草、败酱草加强清热解毒、祛痰排脓之功效，再以生黄芪、天花粉、沙参既益肺之气阴，又增解毒排脓之力，组方并无奇妙，奇在服药半月余而收功，实乃抗生素所不及者。

【案 14】胸部手术后高烧昏迷

某女性患者，因长期烧心，而接受胸外科手术治疗（该方法为笔者所在医院西医率先在国内开展的研究课题），术后即出现发烧、咳痰，继之昏迷而行气管切开抢救，数日治疗未见起色，经治医生亦颇感焦虑而请笔者会诊。

证候：发烧，昏迷，痰声辘辘，脉滑数，舌红苔黄。

辨证分析：痰热阻肺，痰迷心窍。

处方：加味苇茎汤。

服药 3 剂，发烧、神志昏迷大减，用药一周，热退神清而得以拔掉气管插管，西医同道甚赞之。而该例的治疗，又使中医"痰迷心窍"可致神昏及"清热祛痰、开窍醒神"治法的应用得到了验证，深思之也会得到一些新的启发。

【案 15】外伤骨折后肺部感染伴昏迷、肾功能衰竭

王某，女，65 岁，因车祸多处骨折（包括股骨颈）住河北省某医院治疗，治疗中出现发烧，用抗生素数日发烧不退，出现霉菌感染，呼吸困难，继之神志不清，并现肾功能不全而进行抢救（亦做了气管切开

术），因病情危重，家属要求请笔者会诊。诊脉细数，察舌隐见薄黄苔，接诊时笔者多有踌躇，一者患者为多发骨折，笔者对骨伤科少经验；二者高烧昏迷出现霉菌感染，非一般之细菌病毒感染；三者做了气管切开，无痰声辘辘，是否有痰阻，不好判别；四者并见肾功能衰竭，如何施治？值得深思。斟酌考虑后，笔者以为，目前高烧是重点，病位在肺，病机为蕴热伤肺，热蒙神昏，虽无痰声辘辘，亦有痰气之阻滞，脉舌表现已有伤气损津之象，当务之急应重在治肺，对于肾衰，因肺为水之上源，肺肾金水相生，治肺亦利于肾。至于霉菌感染，仍当从中医辨证论治去考虑，这也是由以往的治验病案得到的启示：曾治一白色葡萄球菌败血症病人，附医案如下，以论经治后得到的启示。

【案16】白色葡萄球菌败血症

于某，女，32岁，已婚，农民。

初诊：1977年10月5日。

主诉：高热1月。

现病史：患者1月前因过度劳累月经提前来潮，量多，翌日经净，随即发烧（40℃以上），用抗生素、退热药及补液无好转，体温仍持续在39℃以上而住院（住院号109168）。查体：T39.8℃，P96次/分，BP100/50mmHg。神靡，消耗病容。心尖部闻及收缩期吹风样杂音。肝在剑突下3cm可触及，质软，无压痛。余无阳性发现。辅助检查：白细胞计数9.8×10^9/L，中性86%。血沉：34mm/h。肝功能正常。血培养：白色葡萄球菌生长。

证候：患者发烧虽历月余，刻下仍发热恶寒，寒得衣被不减，热无稍减之时，少汗，且伴纳呆口干便难，脉细数，舌正红，苔白。

辨证分析：乃过劳及行经后正虚邪侵，留恋不解，且现脾失健运之征。

治法：治以疏解兼调脾胃。

处方：杏仁 10g，紫苏叶 10g，淡豆豉 10g，神曲 10g，陈皮 10g，荆芥 10g。

水煎服，每日 1 剂，早晚分服，每周服 6 剂。

1977 年 10 月 8 日二诊：

服药 3 剂，体温渐降，饮食稍增。现午后低热，脉如前，舌红，苔白微黄。

以上方去紫苏叶之辛温，加青蒿 10g，地骨皮 15g，黄芩 6g，蒲公英 12g，清热解毒。2 剂后体温降至正常。

1977 年 10 月 12 日三诊：

今日体温又升高（38.2℃），脉数，舌红苔白腻。热有缠绵之势，舌有湿盛夹热之征。上方加苍术 6g，茯苓 12g，竹叶 6g，忍冬藤 15g 以湿热兼顾施治。

服上方 3 剂后，体温恢复正常，至 10 月 20 日痊愈出院（血沉、血培养均恢复正常），随访月余，情况良好。

患者高烧月余表证仍存，脾运欠佳，湿热内蕴，初用辛平偏温而不过温以疏表，继清伏热而不过苦，再祛湿浊使邪无所恋，力求轻灵取效。

高烧，血培养有细菌生长，自然要想到清热解毒药的应用。如不辨证，一开始即大剂苦寒，势必更伤胃气，表亦难解。故初取疏解和胃，当胃气渐强再据证加用清热解毒药，说明辨证论治之重要。

该例白色葡萄球菌败血症，与常见败血症之病菌不同，与过用抗生素有关，且证虽复杂，坚持的是辨证论治获效，故对王某霉菌感染的治疗，亦应以辨证论治为基本思路，现证候与加味韦茎汤所治相合，故据证以加味韦茎汤治之，一周而病入坦途，热退神清（中药治疗时已停用抗生素）得以顺利处理骨伤而痊愈出院。该例之治，也显示重点治肺亦利于治肾，此正中医"金水相生"整体调整之优点。

由上述临床应用积累了经验，遂用于某些恶性肿瘤病证中亦取得理想疗效。

【案 17】非霍奇金淋巴瘤化疗后高烧月余，呼吸衰竭、心肾功能衰竭

东某，女，62 岁，河北省某机关干部。

患者因非霍奇金淋巴瘤Ⅳ期住院化疗。

初诊：2008 年 3 月 4 日。

家属代述：患者第八疗程化疗后即出现高烧（体温达 39℃以上）伴白细胞计数降低，月余来西药治疗高烧不退而出现呼吸衰竭，心、肾功能衰竭，呼吸困难咳嗽痰吐不爽，现仍在河北省某医院住院抢救，已上呼吸机维持，并下病危通知，家属惶惶然，询之中药尚有无治法。

辨证分析：患者发热不恶寒，咳嗽痰吐不爽，呼吸困难，乃邪热内蕴，痰瘀阻滞，肺失宣降。

治法：清肺化痰行瘀。

处方：加味苇茎汤化裁。

芦根 10g，桃仁 10g，薏苡仁 15g，赤芍 10g，浙贝母 10g，桔梗 10g，紫菀 10g，百部 10g，生甘草 10g，鱼腥草 10g，败酱草 10g，生黄芪 10g，知母 10g，天花粉 10g。

水煎服，每日 1 剂，早晚分服，每周服 6 剂。

2008 年 3 月 10 日家属喜告曰：

服药 3 日（其间已停用抗生素）体温渐降至接近正常，服药 6 日烧退，咳嗽痰吐不爽、呼吸困难诸症大减，治肺亦利心，肾功能复常（热退神清，生黄芪兼益心气，肺肾相关，金水相生使然），家属连连称赞"真中药之奇迹"（患者家属乃河北某省直单位厅级领导，若非惊喜难有此过誉之词也），西医经治医生亦觉"不可思议"（开始用中药治疗时尚有顾虑，以为难以取效，但因治疗束手不得不为之），遂以前方加茵陈10g、柴胡10g、茯苓30g以调理肝脾，继服6日，其间体温正常，已撤掉呼吸机，于3月18日出院。

浅论：世俗偏见，中医不能治急症，中医内部也有某些视急症如蛇蝎、惶然不知所措的情况，遇到急症，不善于坚持中医理论指导，坚持辨证论治，而是步西医治疗之后尘，难以发挥中医特色，同时也不利于中医急症医学的发展。其实，中医不仅能治急症，而且有自己的优势。浏览历代医案，其中有不少成功抢救急症的验案，值得发掘、整理，探其精微，识其奥妙，赋以新知，广其应用。毋庸讳言，中医治疗急症也确实存在一些不足，需要结合现今医学知识开拓思路，做到中西医有机结合。但要"结合"，不要"凑合"，不能中西药物堆砌，看不出章法，即使取得疗效也不利于总结、研究、发展。

该例病人虽然为恶性肿瘤，但此时证候的病机为痰阻热蕴、肺失宣降，故以上方治之而取效。可见中医临床既要坚持中医理论指导，发掘历代医家之经验，又要思维活跃，灵活变通，继之以发挥、提高，若能以"发皇古义以衍新知"为己任，则其乐无穷矣！有一种说法："中医为经验医学。"此言值得推敲。中医是实践性极强的医学，但不是"经验主义"医学，它有着历经锤炼，不断完善的理论，其经验亦是在理论指导下形成的，而不是盲目的经验。该病例所拟治法、处方，可以说是临床经验的总结，但它是在中医理论指导下成型，又在中医理论指导下不断完善的。一个经验的价值，不仅在于它解决了什么问题，更在于它为解决其他什么问题提供了参考。本病例的治法处方，抓住病机，用于某些肺癌术后之发烧、病毒性肺炎、支原体肺炎治疗后较长时间的低热、咳嗽、胸部 X 线检查不能复常，亦有较满意的疗效。

患者经此次治疗后，深信中医之疗效，其后则不再化疗而以中医辨证论治治之，至 2009 年 4 月初诸证若失而停药，多次复查相关检查指标均正常，2014 年追访，患病后已 7 年，情况良好，病无复发。

【案 18】肺癌伴放射性肺炎合并感染

李某，男，72 岁，汉族，已婚，河北省保定市委退休干部。病历号 201639082。

初诊：2016 年 8 月 25 日。

主诉：右肺小细胞癌 8 个月，发热、咳嗽 2 周余。

现病史：入院前 8 个月患者发现右锁骨上肿物，行 PET-CT 示右侧中上纵膈肿物，代谢增高，考虑恶性，纵膈淋巴结及右锁骨上窝淋巴结肿大，考虑转移。行右锁骨上肿物穿刺活检，病理示小细胞癌，查 CT 示右侧中上纵膈肿物，大小约 4.6×7.4cm，侵及左头臂静脉、上腔静脉、脐静脉及心包。2016 年 1 月 19 日、2016 年 2 月 15 日应用 EC 方案化疗 2 周期（评价 SD）；2016 年 3 月 8 日至 2016 年 4 月 8 日行同步放化疗，放疗剂量 54Gy/30f，同时给予依托泊苷 100mg，d1-5，卡铂 450mg，d1，化疗 2 周期（评价 PR）；2016 年 5 月 23 日至 2016 年 6 月 3 日行全脑预防，放疗剂量：25Gy/2.5Gy/10f。放疗后间断发热、乏力，未再继续化疗；2016 年 7 月 22 日行胸部 CT 示：右肺炎性病变，考虑放射性肺炎，口服泼尼松片 20mg，每日 2 次，建议每 3 ～ 5 天减量 5mg，2016 年 8 月 6 日出现发热，体温 37.8℃，伴有咳嗽、咳痰，咳少量白痰，痰中无血丝，遂入院治疗。入院查体：左肺呼吸音正常，右肺呼吸音粗糙，右肺可闻及湿性啰音。入院诊断：右侧纵隔小细胞癌（局限期），右侧锁骨上淋巴结转移，放射性肺炎。

入院后给予静点头孢他啶及口服泼尼松片治疗，治疗后体温正常；2016年8月12日再次出现发热，体温38.6℃，考虑放射性肺炎合并感染，即换用抗生素美罗培南0.5g，8小时1次，用药第三天体温正常，激素减量，泼尼松片15mg，日2次；2016年8月16日患者突然发憋明显，活动后加重，查血气分析：酸碱度7.48、二氧化碳分压28.90mmHg、氧分压50.70mmHg，心电监测示：血氧饱和度90%（吸氧2L/min），急查胸CT：双侧肺气肿；双肺间质改变伴感染，右肺明显；双侧胸膜肥厚；纵隔囊性结节影；与入院前CT比较肺部病变明显加重；肺部查体：右肺湿啰音增多，考虑放射性肺炎伴肺部感染，真菌不除外；加用莫西沙星联合抗炎，氟康唑抗真菌，同时静注人免疫球蛋白提高免疫力治疗。血常规：血红蛋白89.00 g/L。G+GM实验：真菌（1，3）β–D葡聚糖559.80 pg/mL，考虑深部真菌感染，换用伏立康唑抗真菌治疗。2016年8月19日患者家属带资料请北京协和医院呼吸内科专家会诊，结合病史、影像学检查、痰培养、G+GM实验等，考虑肺部感染、真菌感染不除外，会诊治疗意见：继续使用莫西沙星抗炎，停美罗培南，停伏立康唑改用卡泊芬净（日2次）抗真菌治疗，同时继续辅以静注人免疫球蛋白，加用甲泼尼龙琥珀酸钠40mg，连用3天。

患者入院治疗10天病情未好转反而加重，据既往放射性肺炎合并真菌感染治疗经验，本病治愈率低，死亡率高，放射性肺炎治疗主要应用激素治疗，但长期激素治疗后几乎100%合并真菌感染，真菌感染应用抗真菌药物可引起肝功能损伤、食欲减退，最终可能导致多脏器功能衰竭，后来每见到重症放射性肺炎合并感染患者，就直接建议转院或转

ICU 治疗，几乎没有抢救成功病例。医者对本病治疗有一种恐惧，如何突破心理障碍，树立治病信心，决定中西医结合治疗，与患者及家属沟通后同意加用中药，患者入院后食欲一直很好，根据中医"有胃气则生，无胃气则死"的理论，只要患者脾胃功能正常，药物可以起效，故首先顾护胃气、保护正气。患者贫血、低蛋白血症、低氧血症，根据中医"扶正祛邪"治疗原则，先给予输悬浮红细胞 2 单位，补充白蛋白。输注 4 单位红细胞后复查血气分析：氧分压 80.60mmHg，心电监测示：血氧饱和度 95% ～ 98%，缺氧状态较前明显改善，患者一般状况改善，为后续治疗争取了机会。患者胸闷、发憋明显，咳嗽痰多不易咳出，经抗生素及抗真菌治疗 1 周后症状无好转。

既往史：既往"高血压病史" 6 年，否认糖尿病、冠心病史。

证候：面红，胸闷发憋、乏力，活动后加重，咳嗽、咳痰，痰多不易咳，便秘，3～4 天一行，食欲可，睡眠差，舌质暗红，苔黄腻，脉滑。

治法：清肺化痰，宽胸理气，润肠通便。

处方：加味苇茎汤合桔梗汤加减。

生薏苡仁 15g，芦根 10g，桃仁 10g，冬瓜子 10g，桔梗 12g，黄芩 12g，鱼腥草 30g，金荞麦 30g，薤白 10g，全瓜蒌 15g，火麻仁 15g，紫菀 15g，佩兰 10g，生甘草 10g。

服用中药 5 天后，患者自觉咳嗽、咳痰减轻，大便通畅，日一行，仍胸闷、发憋、失眠，乏力明显，不能下地活动，舌苔薄黄，脉数。

原方去火麻仁、佩兰，加夜交藤 30g、炒枣仁 20g。

服用中药 10 天后复查胸部彩超：右侧胸腔内可见液性暗区，深约 1.9cm，其内透声可。左侧胸腔内未见明显液性暗区，复查胸部床旁 X 线示两肺间质性改变，肺部感染，右侧轻度膈膨升；复查 G+GM 实验：

真菌（1，3）；β-D 葡聚糖 132.60 pg/mL，较前明显下降，服用中药后即停用抗生素，考虑真菌感染顽固难愈，为了防止真菌复燃，停用卡泊芬净，改为口服伏立康唑胶囊巩固疗效。

服用中药半月患者精神状态明显好转，便秘、不寐好转，胸闷、发憋明显减轻，偶有咳嗽、咳痰，可以脱氧 1～2 小时，在床边活动后稍有气短，舌质红、薄白苔，脉细，继予中药治疗。

治法：养阴益气，止咳化痰。

处方：生黄芪 30g，太子参 15g，麦冬 15g，玄参 12g，生山药 15g，鸡内金 10g，浙贝母 12g，紫菀 10g，桑白皮 10g，芦根 10g，生薏苡仁 15g，桔梗 10g，鱼腥草 30g，生甘草 10g。

2016 年 9 月 22 日复查 G+GM 实验正常，血常规：白细胞 $4.37 \times 10^9/L$，血红蛋白 107g/L，血小板 $85.00 \times 10^9/L$，患者病情好转，无胸闷、发憋，咳痰基本消失，口服泼尼松片逐渐减少剂量未诉不适，能在房间自由活动，病情好转出院。

放射性肺炎是在放射野内的正常肺组织受到损伤而引起的炎症反应。肺部损伤的严重程度与放射剂量、肺部的照射面积以及照射速度密切相关。病理变化表现为急性期的渗出性炎症反应和慢性期的广泛肺组织纤维化。临床表现变化大，轻症者可无症状，重症者因广泛的肺纤维化病变而致呼吸功能障碍甚至死亡。肾上腺糖皮质激素对急性期炎症有一定控制作用。对于放射性肺炎重在预防，一旦出现西医无特效药物，主要是对症治疗，肺部继发感染给予抗生素，早期应用糖皮质激素有效，一般采用泼尼松治疗，给予氧气吸入能改善低氧血症。

本患者诊断明确，使用激素治疗合并真菌感染，早期浅部真菌治疗效果好，一旦出现深部真菌感染不易控制。本患者重要的是脾胃功能好，进食正常，服用中药积极，这是成功的前提。中西医结合不仅仅是中药加西药，更重要的是理念结合，患者免疫功能低下，静脉注射丙种球蛋白、输注红细胞后免疫功能改善，相当于中医扶正，"正气存内，邪不可干"，通过改善患者一般情况，服用中药后感染很快得到控制。

放射性肺炎急性期合并肺部感染可归于中医的"肺痈"范畴，千金苇茎汤是治疗肺痈的经典方，方虽平淡，其散结通瘀、化痰除热之力不可轻视，临床中很多肺部感染病人服用后效果显著，但是应用此方治疗放射性肺炎合并感染，尤其是合并真菌感染无经验，并且既往治疗这样的患者时几乎无成功案例。

应用时多用芦根代替苇茎，《医学衷中参西录》论述芦根："性凉能清肺热，中空能理肺气，而味甘多液，更善滋阴养肺。"黄芩、鱼腥草、金荞麦增强清热解毒之功，尤其适合肺部细菌、病毒感染，对于真菌感染同样有效；桔梗、生甘草为桔梗汤，也是治疗肺痈的主要药物，其功能宣肺止咳，祛痰排脓。冬瓜子功效清肺化痰、排脓，清代的《本草述钩元》述冬瓜子："主腹内结聚，破溃脓血，凡肠胃内壅，最为要药。"活血化瘀的桃仁对于热结于内，瘀滞不通的疾病具有良好疗效，加用全瓜蒌、火麻仁润肠通便；肺与大肠相表里，临床观察发现：紫菀、桔梗具有宣肺气、通腑气功效，大便秘结者加用二者通常可以起效，四药联合应用增强通便作用。针对患者胸闷发憋，薤白、全瓜蒌具有通阳宣痹功效。薏苡仁、佩兰芳香化浊、健脾利湿。

由于患者病久耗伤气阴，故稳定后加用养阴益气、止咳化痰药物巩固疗效。生黄芪、太子参、麦冬、玄参为益气养阴主药，生山药益气健脾、润肺生津，鸡内金既可消积滞、又可化瘀滞，两者常配伍应用，补而不滞。浙贝母、紫菀、桑白皮、芦根、生薏苡仁、桔梗、鱼腥草共奏清肺化痰、宣肺止咳功效。

本案例成功后进一步思考，这是中西医结合治疗成功，当时抗真菌药已应用2周，不敢贸然停用，开始输注红细胞改善缺氧确实起到一定作用，大剂量应用丙种球蛋白作用如何评价？单纯中药治疗是否有效呢？何时加用中药合适？

此病人治愈出院后不久，又治愈另外一例肺鳞状细胞癌放疗患者。

【案19】

常某，男性，65岁，河北省蠡县人。

现病史：放疗将近结束时出现放射性肺炎，患者发热、咳嗽、咳黄痰，食欲差，乏力，舌质红，苔黄燥，脉数。急查胸部CT，诊断放射性肺炎，放射性肺炎首先应加用激素治疗，考虑到应用较长时间激素后必定出现真菌感染，出现真菌感染后加用抗真菌药物会引起一系列问题，决定暂缓应用激素，先用中药治疗。

处方：加味苇茎汤合桔梗汤加减。

生薏苡仁15g，芦根10g，桃仁10g，冬瓜子10g，桔梗12g，黄芩12g，鱼腥草30g，金荞麦30g，佩兰10g，浙贝母12g，百部10g，生山药15g，焦山楂10g，焦神曲10g，焦麦芽10g，生甘草10g。

服用中药1周，患者自觉咳嗽、咳痰减轻，痰色变白，食欲稍好转，舌苔薄黄，脉数。已经停止放疗，带中药出院，一月后复诊，患者食欲明显好转，轻微咳嗽，无痰，复查胸部CT，放射性肺炎仍存在，与出院前比较渗出减少，放射野可见条索影、肺门病灶较前无变化。经中药治疗后患者病情很快好转，一般状况良好，一直中药调理。这是单纯中药治愈的一例患者，放射性肺炎合并真菌感染的确是临床上的难题，中药早期介入可以防止放射性肺炎的发生、发展，一旦出现，积极配合中药治疗，千金苇茎汤合桔梗汤加减治疗放射性肺炎具有意想不到的效果。

（贾喜花，笔者进修国优人才经治）

第四章　苇茎降草汤

一、主要药物

芦根（代苇茎）、桃仁、薏苡仁、冬瓜子、浙贝母、紫菀、降香、茜草。

二、临床应用

支气管扩张咳血、肺癌咯血。脉滑、细或细数〔中医脉诊有言失血见芤脉者，笔者临床体会，肺癌、支气管扩张咯血，鲜有见此脉者，考虑肺疾咯血一般不太多，西医言肺出血（咯血）防窒息、胃出血（呕血）防休克，此言甚准确，肺疾出血，未必至于见芤脉〕，舌红或淡红，苔白或薄黄。

三、创用之思考

笔者于20世纪70年代治疗支气管扩张咳血，借用缪仲淳"治吐血三要法"。缪氏吐血三要法为：宜行血不宜止血，宜补肝不宜伐肝，宜降气不宜降火。他还指出："血不循经络者，气逆上壅也，行血则血循经络，不止自止。""气有余即是火，气降则火降，火降则气不上升，血随气行，无溢出上窍之患也。""降火必用寒凉之剂，反伤胃气，胃气伤则脾不能统血，血愈不能归经矣。""养肝则肝气平而血有所归，伐之则肝虚不能藏血，血愈不止矣。"其理可用于某些咳血的治疗，因"肺苦气上逆"，逆则咳，甚而阳络伤而咳血，降气则使逆者不逆，利于肺之和降，且气下则火降痰消，而逆者不逆，呕者不呕，渴者不渴，咳者不咳。再者，离经之血必行之，方不致留患；肝者藏血，伐肝则血不藏故不利出血证。至于"补肝"，笔者以为凡利于其功能的用药则利于血之藏，均可认为有"补"性。以此法治疗支气管扩张咳血，疗效可嘉，其后治疗肺癌咯血，亦见成效，而逐渐拟定了苇茎降草汤。

苇茎汤（以芦根代苇茎）清热、排痰、化瘀、涤浊，方虽平淡而其效显著，诚如先贤张秉成所云："方虽平淡，其通瘀化痰之力，实无所遗。所以病在上焦，不欲以重浊之药重伤其下也。"合以降香、茜草降逆行血以止血，浙贝母、紫菀化痰止嗽，临床应用可据证加紫草以活血解毒。《医林纂要》言紫草"补心，缓肝，散瘀，活血"，《药性论》言其"治恶疮"（就某种意义上讲，"癌"也是一种"恶疮"）。紫草虽苦寒利大肠，有薏苡仁之健脾（且方中薏苡仁用量独大）配合，可免伤胃滑肠之虑，临床体会，加用之其效尤佳。加金银花或忍冬藤、生甘草，甘寒清解蕴热，口苦咽干者加天花粉、地骨皮，自汗、胸闷、咯血较著者，亦可酌加《医学衷中参西录》补络补管汤（山茱萸、三七、生龙骨、生牡蛎）。

肺癌咯血常反复发作，使用该方见效后，有的病情平稳，有的也会再发，反复发作者，尚需注意患者气阴损伤、脾胃虚弱的情况，而辨证化裁苇茎降草汤。

四、医案举例

【案20】胃癌术后支气管扩张咯血

曹某，男，57岁，已婚。

初诊：1976年2月17日。

主诉：咳血1周。

现病史：患者缘于1周前无明显诱因出现咳血而住院（住院号98993），入院检查：T 36.2℃，Bp 110/80mmHg，P 64次/分，Hb 82%；大便潜血（－）；肝功能检查：结果正常。胸片：（X光号18834）右下肺野及左、中、下肺纹理增多，左下心缘处可见片状密度增高阴影，边缘不清。报告：两下支气管炎、支气管扩张。痰细胞学检查：未找到癌细胞（3次）。入院后用西药抗生素及止血药效果不佳而转中医治疗。

既往史：18年前因"胃癌"做胃次全切除术，术后情况尚好。

证候：体瘦，咳血色鲜偶有暗黑血，身瘦形疲，口干嗜饮，便干。无发冷发热、胸疼、咽疼等情况，脉滑舌暗红，苔薄白微黄。左下肺可闻干性罗音。

辨证分析：患者阴虚气弱，虽咳血但外无表证，内无肺热动血之象。

治法：降气和血止咳，佐以润肺。

处方：降香10g，茜草6g，川贝母10g，枇杷叶10g，沙参10g，紫菀10g，白术6g，三七3g（冲服）。

3剂后咳血减少，仍形疲乏力，原方去白术加黄芪10g。

依上方治疗，间断加过芦根、橘红、麦芽等。咳血渐止，食欲渐增，体质渐强。1976年3月18日，复查胸片：心、肺、膈未见明显异常。1976年3月24日出院，出院后一般情况良好。随访年余，咳血未作。

该例以降香、枇杷叶、紫菀降气，降香、茜草、三七行瘀止血，沙参、枇杷叶清金制木，且降香、紫菀之温配枇杷叶、茜草之凉，使性趋平和；川贝母、紫菀、枇杷叶又止咳化痰，沙参、黄芪，养肺阴而补肺气，少佐白术以益脾土，以此方施治收到满意疗效，显示了中医药治疗之长处。该例处方又为后来苇茎降草汤的创用提供了经验。

该患者已做胃次全切除术，平素即食少胃弱，如用寒凉以止血，必损脾胃，使治疗难以奏效。借用缪氏治吐血三要法以治咳血，可谓变通法。

【案 21】肺癌放疗后咳血

李某，男，56 岁，已婚，干部。

初诊：1995 年 11 月 24 日。

主诉：间断咳血 2 月余。

现病史：患者因肺癌而行放射治疗，放疗前即间断咳血，放疗后咳嗽频作，痰吐不爽伴咳血胸痛，咽干，乏力，纳差，用西药治疗效果不著。

证候：面色晦滞，咳嗽频作，痰吐不爽，咳血时作，胸痛乏力，口干纳差，神疲气短，时有午后低热，脉细，舌淡红、苔薄白。

辨证分析：痰瘀阻滞，气逆络伤。

治法：化痰行滞，降逆宁络。

处方：茜草 10g，紫草 10g，桃仁 10g，生薏苡仁 15g，知母 10g，浙贝母 10g，降香 10g，芦根 10g，紫菀 10g，山药 15g，地骨皮 10g。

水煎服，每日 1 剂，早晚分服，2 剂。

1995 年 11 月 26 日二诊：

服药 2 剂，咳血次数已减少，效不更方，原方再进 5 剂。

1995 年 12 月 3 日三诊：

服上方 5 剂咳血已止（仍在放疗中），除午后低热、气短乏力外，余证均明显减轻，脉细，舌正红苔白。原方加天花粉 15g、蒲公英 10g。

上方服用 2 周，咳血始终未作，低热好转，诸证减轻。

1996 年 1 月底随访，一般情况改善，咳血未再出现。

该患者用药时，以降香、茜草降气行血止血，以桃仁、生薏苡仁、芦根排痰逐瘀，此为苇茎降草汤主药，知母、贝母、紫菀化痰止咳，山药与薏苡仁甘淡健脾而不壅滞。用紫草活血解毒，紫草虽苦寒利大肠，有薏苡仁之健脾（且方中薏苡仁用量独大）配合，可免伤胃滑肠之虑。

【案 22】支气管哮喘、肺癌（？）咯血

宋某，女，68 岁，河北省石家庄市某学校退休教师。

初诊：2013 年 5 月 30 日。

现病史：2013 年 5 月初见痰中带血，CT 检查报告：左肺上叶小结节，左肺上叶舌段纤维灶，双腋窝及纵膈内多发肿大淋巴结，怀疑肺部恶性病变，建议住院进一步检查治疗。因原患支气管哮喘服中药效果良好。患者因支气管哮喘以中药治疗后历经 6 年，哮喘未作。

主诉：咳嗽痰中带血月余。

证候：咳喘痰中带血，气短口干渴，脉滑舌红苔白。

辨证分析：痰瘀阻滞，气逆络伤。

治法：化痰行滞，降逆宁络。

处方：苇茎降草汤（自拟方）加味。

芦根 10g，桃仁 10g，薏苡仁 30g，浙贝母 10g，紫菀 10g，款冬花 10g，降香 10g，茜草 10g，百部 10g，桔梗 10g，地龙 10g，败酱草 10g，生甘草 10g，清半夏 10g，陈皮 10g，天冬 10g。

水煎服，每日 1 剂，早晚分服，每周服 6 剂。

方以苇茎降草汤化痰行瘀、降逆宁络，加败酱草既可清热解毒又辛散行血祛瘀，加地龙以散结通络，加陈皮、桔梗、百部、款冬花以理气止咳化痰，天冬配清半夏，前者润而清肺，后者燥而化痰，刚柔相济而防药性之偏，亦如《本草蒙鉴》之见解：半夏惟能治痰之标，天冬惟能治痰治本也。

2013 年 6 月 13 日二诊：

服药后痰中带血消失。

至 2015 年 3 月初，病情稳定，其间未再咯血。

【案 23】乳癌术后肺转移咳血

杨某，女，70 岁，厦门市民。

初诊：2016 年 12 月 30 日。

主诉：咳嗽痰中带血 12 天。

现病史：患者于 2003 年行右乳腺癌切除术。12 天前出现咳嗽，痰中夹带血丝，在厦门市某医院确诊乳癌肺转移并左侧胸腔积液，建议行进一步放疗、手术，患者拒绝，而就诊于中医。

证候：咳嗽阵作，胸闷气促，痰白而黏，夹带大量血丝。口干，咽干，大便干，2 日 1 行，伴心烦易怒。舌尖红明显，舌苔薄白，脉滑数。

辨证分析：痰气壅滞，阻肺扰心，邪伤肺络。

治法：化痰行气，调肺化饮，降逆宁络。

处方：苇茎降草汤及百花煎化裁。

芦根 10g，冬瓜子 10g，薏苡仁 30g，生甘草 10g，桃仁 10g，降香 10g，茜草 10g，百合 10g，知母 10g，浙贝母 10g，紫菀 10g，款冬花 10g，百部 10g，地龙 10g，天花粉 10g，桔梗 10g，柏子仁 10g。

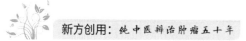

水煎服，每日 1 剂，混匀早中晚分服，每周服 6 剂。

2017 年 1 月 6 日二诊：

药后咳嗽减少，气促减轻，痰中带血明显减轻，心烦未作，大便畅，痰多质稀，偶有头晕，舌质淡红，苔薄白，脉滑数，原方加山药 30g，鸡内金 10g，继服。

2017 年 1 月 13 日三诊：

证候：患者已无痰中带血，咳嗽已明显减轻，少痰，纳食可，头晕好转，大便畅，舌质淡红，苔白，脉滑。

辨证分析：肺络得宁。

治法：肺肾两调。

处方：金水六君煎加味。

清半夏 10g，陈皮 10g，茯苓 30g，生甘草 10g，当归 10g，生地 10g，浙贝 10g，紫菀 10g，款冬花 10g，百部 10g，芦根 10g，桔梗 10g，山药 30g，地龙 10g，鸡内金 10g。

水煎服，每日 1 剂，混匀早中晚分服。

其后患者病情稳定，继续以中医药治疗。

此患者为乳腺癌术后肺转移，以咳嗽痰中带血为主诉，应属中医学"咳嗽""咯血"范畴。《杂病源流犀烛》曰："邪积胸中，阻塞气道，气不得通，为痰……为血，皆邪正相搏，邪气胜，正不得制之，逆解成形而有块。"阐述了邪正相搏，正虚邪盛之病因。本患四诊合参，中医辨证痰气阻滞，阻肺扰心，邪伤肺络，治以化痰行气，降逆宁络，调肺止咳为法，方选苇茎降草汤合百花煎加减，方中千金苇茎汤合紫苑、百部、浙贝祛痰止咳，宣肺行气，化饮祛痰，用桃仁、柏子仁养血行血而宁心安神。合用百花煎，方中百合补虚损，清肺火；知母润心肺，补疲乏，天花粉润肺生津，宁肺止咳。而以降香、紫菀、浙贝、款冬花、地龙、茜草降气行血，化痰养肝，活用缪仲淳治吐血三要法，"宜降气不宜降火""宜补肝不宜伐肝""宜行血不宜止血"，配合他药化痰宁肺、降逆止血，使离经之血消散，上逆之肺气通降，肝藏血而不泻，故一诊后咳平血少，病情趋于平稳，二诊痰多质稀，加山药、鸡内金兼顾中焦脾胃，截断化痰之源，咳平血止。三诊患者无咳血，肺络已宁，以《景岳全书》金水六君煎"治肺肾虚寒……或年迈阴虚、血气不足"，肺肾同调，兼顾中焦，久病缓图。

（杨光，厦门大学附属第一医院中医科主任医师，笔者进修之国优人才经治）

第五章 调营饮

一、主要药物

熟地黄（或生地黄）、山茱萸、山药、鸡内金、何首乌、生黄芪、当归、黄精、丹参、鸡血藤。

加减：便溏者，加扁豆、芡实；心悸少寐者，加炒枣仁、合欢皮；自汗者，加浮小麦、甘草、大枣、生龙骨、生牡蛎。

重用熟地补肾养血，益精填髓，培补先天，为君药；配以山药、黄芪、当归健脾益气补血以培后天，再伍山萸肉、黄精、何首乌补益肝肾精血，以合乙癸同源，精血互生之理，为方中臣药，达先后天同治、脾肾共补、气血共调之目的；佐鸡内金健脾消食以助运化，丹参、鸡血藤养血、活血，"祛瘀生新"以助气血化生，寓"补"而兼"运"、"补"而兼"行"之效。方中诸药配伍，有滋肾填精，健脾益气兼活血养血功效。

二、临床应用

恶性肿瘤化疗所致骨髓抑制及其他原因所致某些贫血疾病，脉细、缓或弱，舌淡红苔白。

三、创用之思考

恶性肿瘤化疗所致的骨髓抑制（多见白细胞计数降低），常论多以"补气养血"为定法，但不尽然。有几点值得注意：①化疗所致的副反应常常不是单一出现的，胃肠道反应、骨髓抑制、肝肾功能受损、心肌损害……常合并出现，由于化疗方案不同，疗程不同，患者个体情况不同，因而白细胞计数降低也有明显的个体差异，应综合分析，不能以简单的补气养血统之。②当患者有明显胃肠道反应时，调整脾胃就能治疗白细胞降低，而调整脾胃又有不同，表现为胃阴不足者法当益胃阴，表现为脾虚湿困者（证现恶心纳差、脘腹胀满、便溏、苔腻等）治当化湿悦脾，甚至少佐清降，亦同样能提升白细胞计数，此时若墨守补气养血而壅补，不仅无益反而有弊。"低"，不一定就"补"。

对于疗程较长、白细胞计数降低反复出现，多次用一些"升白"针剂者，若胃肠道症状不十分突出，"补气养血"为中的之法，但笔者体会，当脾肾双调、气血兼顾，"补""运"相宜。对脾肾双调，古医家历来有"补脾不如补肾"和"补肾不如补脾"之争论，孰是孰非呢？笔者认为，二种说法都对，也都不对！关键是证候，若主要表现为脾虚不运证候，滥用填精益肾滋补药物，欲补而难效，自然"补肾不如补脾"；若以精血不足证候为主，脾之运化尚可，病致"穷必及肾"而不填精益肾，试图补脾之后天去养先天则力有不及，自然"补脾不如补肾"。从治癌临床看，常应脾肾双调，权衡轻重主次而遣方用药，"补脾""补肾"孰优孰劣，若纸上谈兵，则难有定论。故调营饮有两个突出点：其一，补气血与益脾肾同步；其二以丹参、鸡血藤"补"中兼"行"。

调营饮临床取得疗效后，笔者指导研究生做了些相关实验。

1. 调营饮对化疗所致骨髓抑制小鼠外周血象及骨髓有核细胞的影响。

目的：观察调营饮对化疗所致骨髓抑制小鼠外周血象及骨髓有核细胞计数（BMC）的影响。方法：昆明清洁级小鼠 168 只，随机分为正常组、模型组、调营饮组、调营饮拆方组（调营饮部分药物方）、六味地黄汤组、八珍汤组、当归补血汤组，每组 24 只。正常组实验小鼠腹腔注射 0.9% 氯化钠注射液 0.2 mL，其余各组实验小鼠腹腔注射注射用环磷酰胺（CTX）100mg/kg，连续 3 日。注射 CTX 后 4 小时，调营饮组、调营饮拆方组、六味地黄汤组、八珍汤组、当归补血汤组分别给予相应药液 0.2 mL 灌胃，每日 1 次，连续 10 日。正常组、模型组给予等容积蒸馏水灌胃。分别于实验第 4、7、10 日取小鼠静脉血，测外周血白细胞计数（WBC）、红细胞计数（RBC）、血红蛋白（Hgb）、血小板计数（PLT），第 10 日取小鼠股骨腔骨髓细胞测 BMC。结果：调营饮组、八珍汤组 WBC 均明显高于其他各药物组（$P<0.01$）；调营饮组 RBC、Hgb 明显高于其他各药物组（$P<0.05$）；调营饮组、八珍汤组 PLT 与模型组比较差异均有统计学意义（$P<0.05$）；调营饮组 BMC 明显高于其他各药物组（$P<0.01$）。结论：调营饮具有升高化疗所致骨髓抑制小鼠外周血象及 BMC 的作用。

2. 调营饮对化疗所致骨髓抑制小鼠造血细胞因子的影响。

目的：观察调营饮对化疗所致骨髓抑制小鼠造血细胞因子的影响。方法：将 168 只清洁级昆明小鼠，随机分为正常组、模型组、调营饮组、调营饮拆方组、六味地黄汤组、八珍汤组、当归补血汤组，每组 24 只。正常组予 0.9% 氯化钠注射液 0.2mL 腹腔注射，其余各组予注射用环磷酰胺（CTX）100mg/kg 腹腔注射，每日 1 次，连续 3 日。实验第 4 日，调营饮组、调营饮拆方组、六味地黄汤组、八珍汤组、当归补血汤组分别给予相应药液 0.2mL 灌胃，正常组、模型组予等容积蒸馏水灌胃，每日 1 次，连续 10 日。分别于实验第 4、7、10 日取小鼠眼球血，测外周血白细胞计数（WBC）、红细胞计数（RBC）。同时，第 7 日采用放射免疫分析法检测血液中促红细胞生成素（EPO），之后取各组小鼠右侧股骨，采用免疫组化法观察粒 - 巨噬细胞集落刺激因子（GM-CSF）平均光密度值。结果：实验第 4、7 日模型组及各药物组 WBC 均低于正常组（$P<0.05$）。实验第 10 日，模型组、调营饮拆方组、六味地黄汤组及当归补血汤组 WBC 均低于正常组（$P<0.05$）。模型组各时间 RBC 均低于正常组（$P<0.05$）。实验第 4 日，调营饮组、调营饮拆方组及八珍汤组 WBC 较模型组升高（$P<0.05$）；调营饮拆方组、六味地黄汤组 RBC 与模型组比较差异有统计学意义（$P<0.05$）。实验第 7 日，调营饮组、八珍汤组 WBC 与模型组比较均明显升高（$P<0.05$）；调营饮组、调营饮拆方组 RBC 高于模型组（$P<0.05$）。实验第 10 日，各用药组 WBC、RBC 与模型组比较差异均有统计学意义（$P<0.05$），且调营饮组 WBC 高于调营饮拆方组、六味地黄汤组和当归补血汤组（$P<0.05$），调营饮组 RBC 高于其他各用药组（$P<0.05$）。模型组 EPO 高于正常组（$P<0.05$），GM-CSF 平均光密度值低于正常组（$P<0.05$）。各用药组 EPO、GM-CSF 平均光密度值与模型组比较均有统计学意义（$P<0.05$），且调营饮组 EPO、GM-CSF 平均光密度值均高于其他各药物组（$P<0.05$）。结论：调营饮可明显提高化疗致骨髓抑制小鼠 EPO 分泌及 GM-CSF 的表达，从而改善外周血细胞状况，促进骨髓造血功能恢复。

实验研究从一个方面充实了调营饮的科学性。

四、医案举例

【案 24】卵巢癌术后化疗后骨髓抑制

付某，女，67 岁，河北省石家庄市某单位职工。

初诊：2015 年 5 月 14 日。

主诉：化疗后白细胞降低、足麻木。

现病史：患者因卵巢癌于 2014 年 10 月 18 日手术，术后病理：乳头状低分化腺癌，侵及大网膜，淋巴结转移，（分期：ⅢC 期）。术前化疗 3 个疗程，术后已进行 4 个疗程化疗。查白细胞计数 $1.76 \times 10^9/L$。

证候：疲乏无力，足麻，下肢酸胀，思食而食后不舒，少寐，脉滑，舌红舌根部苔薄黄。

辨证分析：气血两虚，脾肾不足。

治法：补气血，益脾肾，佐以活血行血。

处方：调营饮（自拟方）。

熟地黄 25g，山茱萸 10g，山药 30g，鸡血藤 10g，鸡内金 10g，生黄芪 10g，当归 10g，何首乌 10g，黄精 10g，丹参 10g。

水煎服，每日 1 剂，早晚分服，每周服 6 剂。

2015 年 6 月 4 日二诊：

服药后诸证减轻，查血常规：白细胞计数 $3.75 \times 10^9/L$。效不更方，原方继服。

2015 年 6 月 24 日三诊：

稍有手足麻木，脉滑舌红苔白。查白细胞计数 $4.7 \times 10^9/L$。停调营饮，更方据证治之。

其后以中药辨证治疗，情况良好。至 2016 年 10 月底，多次复查血常规无异常。

【案 25】乳腺癌术后胸壁转移化疗后骨髓抑制

吴某，女，河北省石家庄市某单位职工（注：因复印病历时漏首页故遗漏年龄）。

初诊：2013 年 11 月 21 日。

现病史：患者因右乳浸润性导管癌（分化Ⅱ级）行手术治疗，术后化疗 6 个疗程。第 6 疗程化疗结束已 1 年，术后 1 年半因胸壁转移（低分化腺癌）再次手术，现术后 3 个月，已放疗 1 个疗程。

初诊后据证予中药调治。

2014 年 3 月 24 日二诊：

化疗后白细胞低已持续 1 个多月，查白细胞计数 2.6×10^9/L ～ 2.8×10^9/L。

证候：手足多汗，偶有腰痛，左乳痛，脉弦舌红苔白。

处方：调营饮化裁。

熟地 25g，山茱萸 10g，山药 30g，鸡内金 10g，何首乌 10g，黄精 10g，生黄芪 10g，当归 10g，丹参 10g，鸡血藤 10g，杜仲 10g。

水煎服，每日 1 剂，早晚分服，每周服 6 剂。

2014 年 4 月 10 日三诊：

白细胞计数 4.10×10^9/L。继服原方。

其后多次复查白细胞计数 5.17×10^9/L ～ 5.38×10^9/L。

2 个月后追访，疗效稳定。

【案 26】乳癌术后胸壁转移

李某，女，48 岁，河北省石家庄市某单位工人。

初诊：2014 年 3 月 12 日。

主诉：右乳癌术后胸壁转移，二次手术化疗、放疗后疲乏无力，腰痛、左乳痛 3 月余。

现病史：患者因右乳癌于 2012 年 5 月手术治疗，术后诊断：右乳浸润性导管癌（分化Ⅱ级）。术后化疗 6 个疗程后 1 年，胸壁转移再次手术（术后病理：低分化腺癌），二次手术后放疗一个疗程，白细胞计数低，未再放、化疗，已近 3 个月。

证候：腰痛、左乳痛、乏力，脉弦舌红苔白。查白细胞计数 2.8×10^9/L。

辨证分析：脾肾气血亏虚挟瘀滞。

治法：补气血，益脾肾，佐以行瘀。

处方：自拟调营饮加味。

熟地黄 25g，山茱萸肉 10g，山药 30g，鸡内金 10g，何首乌 10g，黄精 10g，生黄芪 10g，当归 10g，丹参 10g，鸡血藤 10g，杜仲 10g

水煎服，每日 1 剂，早晚分服，每周服 6 剂。

2014 年 3 月 24 日二诊：

证候：腰痛好转，手足汗出，脉滑舌红苔白。

检查白细胞计数无改变，仍以原法治之。

处方：原方去杜仲，加生地 25g，浮小麦 30g。

水煎服，每日 1 剂，早晚分服，每周服 6 剂。

2014 年 4 月 10 日三诊：

证候：症状减轻，脉缓，舌正红苔白。查白细胞计数 4.10×10^9/L，原方继服。

2014 年 5 月 8 日，5 月 27 日复查白细胞计数均在正常范围，而停服调营饮。

【案 27】右卵巢畸胎瘤术后

蔡某，女，30 岁，河北省廊坊市某县农民。

初诊：2016 年 10 月 11 日。

主诉：腹胀、进食后不舒 1 个月。

现病史：患者因右卵巢畸胎瘤于就诊前 1 月在天津市某医院手术治疗，术后化疗 1 个疗程。

证候：少腹胀满，思食而食后不舒，脉缓，舌淡红苔白。

辨证分析：脾运不健，肝经气滞。

治法：健脾，疏肝理气。

处方：逍遥散合当归芍药散化裁。

柴胡 10g，当归 10g，白芍 10g，茯苓 30g，白术 10g，生甘草 10g，川芎 10g，泽泻 10g，全蝎 6g，焦山楂 10g，焦神曲 10g，焦麦芽 10g，合欢皮 10g。

2016 年 11 月 23 日二诊：

证候：腹胀食后不舒减轻，第三疗程化疗后，乏力、自汗，脉弱舌红苔白。查白细胞计数：$1.2 \times 10^9/L$。

治法：脾肾双调，气血兼顾。

处方：调营饮。

熟地黄 25g，山茱萸 10g，山药 30g，鸡内金 10g，生黄芪 15g，当归 10g，何首乌 10g，黄精 10g，丹参 10g，鸡血藤 10g。

2016 年 12 月 13 日三诊：

服上方后乏力、自汗好转，腹胀食后不舒减轻。查白细胞计数：$4.7 \times 10^9/L$。

证候：身痛，便秘，肢肿，胃胀，脉弱，舌红苔白。

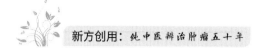

治法：益气活血行瘀，佐以调理脾胃。

处方：身痛逐瘀汤化裁。

怀牛膝 10g，地龙 10g，秦艽 12g，羌活 10g，香附 10g，炙甘草 10g，当归 10g，川芎 10g，五灵脂 10g，桃仁 10g，红花 10g，生黄芪 20g，枳实 10g，白术 10g。

服药后身痛好转，仍有便秘，手足胀，更方调理脾胃。

其后虽又进行过化疗，但白细胞计数无降低。

【案 28】多发性骨髓瘤

马某，女，52 岁，河北省石家庄市某单位职工。

初诊：2018 年 1 月 17 日。

主诉：多发性骨髓瘤化疗后身痛乏力。

现病史：患者曾于石家庄市某医院确诊为多发性骨髓瘤而住院治疗，2017 年 10 月 24 日在河北医科大学某医院就诊，检查提示存在骨质破坏，有重度骨质疏松，而予静滴依班磷酸钠等治疗，效果不理想，2018 年 1 月 17 日化疗 1 个疗程后白细胞计数 1.1×10^9/L 而就诊。

证候：身痛，左上肢抬举受限，神疲乏力，脉虚舌淡红苔白。

辨证分析：气血亏虚，脾肾不足。

治法：益气养血，滋补脾肾。

处方：调营饮（自拟方）。

熟地黄 30g，山茱萸 15g，山药 30g，鸡内金 10g，黄芪 15g，当归 10g，黄精 10g，何首乌 10g，丹参 10g，鸡血藤 10g。

水煎服，每日 1 剂，早晚分服，每周服 6 剂。

2018 年 2 月 12 日二诊：

服上方后患者白细胞数恢复正常，且又进行第二个疗程化疗，化疗后 2 天复查血常规白细胞计数 $7.10 \times 10^9/L$（未用其他升白药物）。

证候：诸证减轻，现有腰酸痛，脉滑舌质红苔白。

辨证分析：脾肾两虚。

治法：补脾益肾。

处方：调营饮合肾气丸化裁。

其后至 2019 年 1 月初多次就诊白细胞计数均在正常范围。

上述病例，一例为卵巢癌术后，二例为乳癌术后胸壁转移，另一例为卵巢畸胎瘤术后，一例为多发性骨髓瘤，病种不同，均为化疗后骨髓抑制，因化疗同时有损脾胃功能，但几例均无脾虚湿困或湿热蕴结证，故均以调营饮化裁治之，效果良好，且疗效巩固。

第六章 止吐汤

一、主要药物

清半夏、竹茹、芦根、茯苓、紫苏叶、川黄连。

二、临床应用

恶性肿瘤化疗所致顽固恶心呕吐及某些胃病的恶心呕吐。脉弦、滑、舌红苔白或薄黄者。

三、用法

清半夏用量宜重,至少30g,苏叶、黄连用量宜轻,前者3～4g,后者5～6g;

初次服可少量频服,一剂药可分3～4次服,每日服药至少一剂,用药后症状减轻者可改为每日一剂分2次服;

伴不欲食者加山药30g,鸡内金10g,伴口干渴者酌加麦冬10g,伴脘腹痛者酌加白芍10g,甘草6g;

若有明显的胃阴损伤表现(如口干、舌红少苔等)则以麦门冬汤化裁;若湿困脾土证候明显(如脘胀、口干少饮、舌苔厚腻等)则以三仁汤化裁;有肝功能损害的,则肝脾双调,以自拟"甲乙煎"合小半夏汤化裁。但均需重用清半夏，轻用苏叶、黄连。

四、创用之思考

恶性肿瘤化疗所致的恶心呕吐不同于一般呕吐：①恶心呕吐常较重；②因化疗所致的副作用较多（如肝功能损害、骨髓抑制等），故选方用药应综合考虑，亦应注意原发肿瘤的病情。

该方组成思路为：化疗呕吐的中医病机为胃气上逆，气阴戕伤（胃气、胃阴之损），但从因果关系看，气阴戕伤是"果"，且此时胃纳脾运呆滞，不宜壅补，用药亦不宜重浊，加之癌本身存在"毒""痰""瘀""虚"和"气机失畅"等情况，故以"和胃降逆，微苦微辛，以轻取之，药具平和"为治疗原则。

方中连苏饮为薛生白《湿热病篇》之方，药简量小，然功用不可小视。该方载曰："湿热之证，呕恶不止，昼夜不差，欲死者，肺胃不和，胃热移肺，肺不受邪也。宜用川连三四分、苏叶二三分，两味煎汤，呷下即止。"薛生白自注：川连清湿热，苏叶通肺胃；以肺胃之气非苏叶不能通也；以轻剂恰治上焦之病耳。王孟英云："川连不但治湿热，乃苦以降胃火之上冲，苏叶味甘辛而芳香，通降顺气，独擅其长，然性温散，故虽与黄连并驾尚减用分许而节制之。"笔者初接触此方时，既对其颇感兴趣（读古书学古医家经验，特别应注意一些超"常规"的地方，细思亲验，常会有超常的体会），又对其功效心存疑虑。恰值20世纪70年代，河北唐山大地震，有众多伤员来笔者所在医院救治。有一位高位截瘫女性伤员，60余岁，顽固恶心欲呕已数日，鼻饲进食即吐，体质衰竭，诸法治之罔效。笔者诊视之，见其形瘦神靡懒言，身带"三管"（鼻饲管、导尿管、静脉切开输液管），诊脉细，察舌见少量薄黄苔。见此情

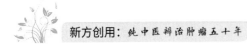

况，考虑服药不便，欲以连苏饮试治。鉴于当时的政治环境，又恐用此如喝茶一样的药量而遭非议，故笔者亲自煎药（川连 1g、苏叶 0.5g，加水如常规煎药法）煎后口尝之，苦味依然（清苦），遂给患者少量（一次一匙约 10mL），频服（1～2 小时服一次），服药一日，症状大减，二日恶心呕吐好转而停药。笔者欣喜之余，深感小方亦能治大病，中医名家之经验确有出奇制胜之妙也。又联想西药有龙胆酊为苦味健胃剂，笔者亲尝所煎之药有清苦之感，遂有清苦健胃，重苦伤胃之想法，为临床用药提供了参考，黄连、苏叶也成为治疗化疗呕吐的喜用药对，临床体会：其用量要小，但可根据半夏的用量，适当超过薛生白原方之用量；原方用治湿热证，但应用时湿热证候不一定十分明显，通过据证选药配伍，可适当放宽该方的应用指征。

方用连苏饮乃"轻可去实"也，而又重用半夏降逆，那么组方是"轻"还是"重"呢？这样组方，二者是否矛盾呢？笔者以为：黄连、苏叶之轻是取其"气"，半夏之重是取其质，二者各行其道，并无不可，证之临床，亦证明是可行的。

五、医案举例

【案 29】胃癌术后

李某，男，50 岁，河北省石家庄市某单位职工。

初诊：2016 年 10 月 11 日。

现病史：患者因胃癌（病理：胃窦前壁中分化腺癌，贲门灶性腺上皮重度异型增生）于 2016 年 4 月 9 日手术，术后即予化疗，每次化疗即恶心呕吐，不欲食，本次为第四疗程化疗后 1 天，其后欲行第五疗程化疗。

证候：呕吐频繁，不欲食，伴口舌生疮，脉缓，舌红苔白微腻。

处方：止吐汤化裁。

清半夏 30g，茯苓 15g，芦根 10g，山药 30g，鸡内金 10g，苏叶 3g，川连 5g。

嘱水煎 2 次，药液混合，先小量频饮，呕吐减轻后可日服 1 剂，分 2 次服。

2016 年 10 月 19 日二诊：

述服药 1 日，恶心呕吐大减，进行第五疗程化疗，服药 3 日，恶心呕吐及口舌生疮好转，已服药 6 日。

处方：启膈方化裁。

患者意欲不再化疗，因思按西医计划再行二个疗程化疗，故嘱可坚持完化疗，化疗中仍服初诊方。

【案 30】胃癌术后

魏某，男，56 岁。

初诊：2013 年 8 月 26 日。

主诉：胃癌术后 3 个月，化疗后恶心呕吐 50 余日。

现病史：患者 3 个多月前诊断为"胃癌"，行手术治疗，50 余日前开始化疗，时有恶心、呕吐。现化疗第 3 疗程第 4 天，白细胞计数降低。

证候：恶心、呕吐，纳差，胃脘胀满，腹痛便溏，倦怠乏力。舌红苔白脉滑。血常规：白细胞计数 3.3×10^9/L。

辨证分析：术后、化疗后正气虚损。证属虚劳脾虚湿蕴，胃失和降。

治法：清热化湿，和胃降逆。

处方：止吐汤化裁。

清半夏 30g，陈皮 10g，茯苓 30g，薏苡仁 30g，竹茹 10g，山药

30g，鸡内金 10g，芦根 10g，紫苏叶 4g，黄连 6g。

每日 1 剂，水煎 2 次取汁 300mL，早晚分服，每周服 6 剂。

2013 年 9 月 24 日二诊：

证候：服上方恶心、呕吐及纳差减轻，舌红苔白脉滑。

辨证分析：脾运得健，胃气得降，湿重于热。

治法：化湿清热。

处方：三仁汤化裁。

杏仁 10g，薏苡仁 30g，佩兰 10g，滑石 10g，厚朴 10g，清半夏 15g，竹叶 10g，山药 30g，鸡内金 10g，浙贝母 10g，茯苓 30g，芦根 10g。

水煎服，每日 1 剂，早晚分服，每周服 6 剂。

2013 年 9 月 30 日三诊：

证候：诸证好转，舌红苔薄黄脉滑。查血常规：白细胞计数 5.98×10^9/L。

处方：启膈方化裁。

郁金 10g，沙参 10g，丹参 10g，浙贝母 10g，荷叶 10g，茯苓 30g，砂仁 10g，浮小麦 30g，清半夏 15g，陈皮 10g，焦山楂 10g，焦神曲 10g，焦麦芽 10g，竹茹 10g。

水煎服，每日 1 剂，早晚分服，每周服 6 剂。

2 个月后随访，病情稳定。

本例治疗先以自拟止吐汤清热化湿，和胃降逆，使上逆之胃气得以和降，恢复"胃以降为顺"之用，使胃能纳脾能化。初诊时即有化疗后白细胞计数降低，待胃纳得复后转以三仁汤化湿清热，服药 1 周白细胞计数即复常，三仁汤辛开、苦降、淡渗，有宣畅气机、清化湿热之功。

凡湿热证湿重于热者，以三仁汤宣畅气机，气化则湿亦化，湿化则热不独存。开上、畅中、渗下，分消走泄，使气化正常，湿热去则可恢复中焦脾胃纳化之职，使气血生化有源，正气自复。若按常论以补气养血治之，即与证不符，可见辨证论治之重要性，亦可证脾胃为气血生化之源的涵义深矣！白细胞计数复常后，再以自拟启膈方化裁治疗胃癌。虽三易其方而始终不离中焦脾胃。正所谓"法随证立，方随法出"。

由本例推之，对于白血病、再生障碍性贫血等病程中出现的血细胞减少，若脾胃症状较为突出时，只要辨证为湿热内蕴（湿重于热）者，皆可以三仁汤化裁治之，这也是中医"异病同治"的具体应用。

第七章　戊己饮Ⅰ号方

一、主要药物

麦门冬、南沙参、清半夏、生山药、鸡内金、紫丹参、生甘草。

二、临床应用

食管癌、贲门癌、胃癌术后厌食，恶性肿瘤病程中厌食，脉沉、细、弱，舌红少苔或有薄白苔。食管癌贲门癌术后厌食，临床以胃阴不足者多见，故拟定戊己饮Ⅰ号方。其后将该方应用到恶性肿瘤病程中食欲不振而现胃阴不足的治疗，亦见其效。但恶性肿瘤病程中食欲不振，非胃阴不足者，则宜辨证论治，不宜一概用戊己饮Ⅰ号方。

三、创用之思考

戊己饮Ⅰ号方的形成始于对食管癌、贲门癌术后厌食的认识及治疗

食管癌、贲门癌的手术治疗（特别是早期患者）是一个有效的治疗方法。但不少患者术后出现厌食，西医一般认为与术中不可避免的将迷走神经干切断有关，目前尚无十分理想的治法，而厌食不但直接影响到患者体质的恢复，也为术后其他治疗措施的实施带来困难。

脾胃为后天之本，气血生化之源，食管癌、贲门癌术后部分患者长

期的厌食，提示脾胃功能的衰退，如不及时解决，不仅影响体质恢复和其他治疗措施的实施，而且不利于防癌抗癌，因此不可等闲视之。

对食管癌、贲门癌术后厌食的治疗，古医籍未有记载，因而对其治疗的研究，不但有临床意义，而且有理论意义。

通过临床观察研究，术后厌食的病机基本是胃阴不足、胃失和降。首先，胃主受纳，厌食为胃失受纳，病位在阳明胃，叶天士指出"阳明燥土得阴自安"，又云"胃宜降则和"。鉴于上述病机，故选用麦门冬汤化裁，该方为肺胃阴亏、虚火上炎而设，麦门冬甘寒滋养肺胃之阴而清虚火为君，半夏降逆化痰为臣，与麦门冬相配其燥性减而降逆之性存，且又使麦门冬滋而不腻，人参、粳米、大枣、甘草补益脾胃，健运中气。喻昌曾赞该方："治胃中津液干枯，虚火上炎，治本之良法也。"以麦门冬汤为基础化裁（以沙参易人参，据证亦可沙参、党参并用，以山药、鸡内金易粳米），命曰加减麦门冬汤，后更名为戊己饮Ⅰ号方。方以生山药、麦门冬养胃阴为君，南沙参、紫丹参养阴通降为臣，一者协君药益阴，一者达补而兼运之效，清半夏和胃降逆，鸡内金健胃化食为佐，生甘草调和诸药为使，且清半夏麦冬相配，燥润相济，山药、鸡内金相配，补运相辅。方药取轻灵，避壅补，远滋腻，有"轻可去实"之功。

方中以山药、鸡内金易粳米、大枣，补脾胃而助运化。因"山药色白入肺，味甘归脾，液浓益肾，能滋润血脉，固摄气化，宁嗽定喘，强志育神，性平可以常服多服"，且"山药之性，能滋阴又能利湿，既滑润又能收涩，是以补肺、补肾兼补脾胃"，"在滋补药中诚为无上之品"（《医学衷中参西录》）。用鸡内金，一者在于助山药之运化，再者取其消瘀滞之功。张锡纯指出"鸡内金不但能消脾胃之积，无论脏腑何处之积，鸡内金皆能消之""又凡虚劳之证，其经络多瘀滞，加鸡内金于滋补药中，以化其经络之瘀滞而病始可愈"。从肿瘤证候表现看，既有"瘀滞"，又多见"虚劳"之特征，且又需长期服药，山药配伍鸡内金实有"平中见奇"之效。其加减为：有大便溏薄而舌苔白腻或厚腻者加薏苡仁、荷叶（后下），有恶心欲呕者加苏叶（后下）和少量黄连。

以上方治疗食管癌、贲门癌术后厌食取得了较好的效果，20世纪80年代，笔者曾总结31例的治疗，具体如下。

临床资料：本组31例，其中男18例，女13例；年龄40～50岁者7例，51～60岁者17例，61～70岁者6例，70岁以上者1例。术后开始服药时间5～10日者4例，10～30日者21例，30日以上者6例。其中最短5日，最长247日，平均126日。

证候表现：31例厌食患者伴发口干21例，乏力7例，恶心5例，咳嗽4例，腹胀3例，便溏2例，心悸2例，胸痛2例。31例厌食患者，其中细脉17例，缓脉4例，弱脉5例，弦脉5例，红舌22例，淡红舌8例，黯红舌1例，少苔15例，薄白苔13例，白滑苔3例。

辨证治疗：养胃阴、降胃气，戊己饮1号方为主施治。

疗效判定：食管癌、贲门癌术后厌食尚无统一疗效判定标准。我们拟定的食管癌、贲门癌术后厌食的疗效判定标准如下。临床治愈：食欲如常，日摄入热量，男子6.024 ± 0.6024MJ，参考食谱——主食250g，鸡蛋1个，肉35g，蔬菜250g，水果1～2个；女性日摄入热量5.606 ± 0.5606MJ，参考食谱——主食200g，鸡蛋1个，蔬菜250g，肉25g，水果1～2个。伴有症状消失或食量恢复到术前水平。显效：食欲如常人，日摄入热量为治愈标准的60%～80%，伴有症状大部分消失或食量恢复到术前60%～80%。有效：食欲增加，但日摄入量为治愈标准的50%±10%，合并症状均减轻，或食量恢复到术前的50%±10%。无效：病情无变化或虽有食量增加，但不及痊愈标准的 40% 或不及术前食量的 40%，仍有其他兼证者。

治疗效果：31 例厌食患者服药 7 剂以下获效者 17 例，7～10 剂获效者 5 例，10 剂以上获效者 9 例，获效最短 4 剂，最长 15 剂，平均 9.5 剂。其中临床治愈者 15 例，占 48.31%，显效 8 例，占 25.81%，有效 5 例，占 15.48%，无效 3 例，占 9.68%，治愈显效率占 74.2%，总有效率 90.21%。

关于对照组设置问题：①本组病例均为西药治疗乏效而转中医治疗者，故有自身对照意义；②对厌食，因助消化西药效果不确切，故未设其他有效药物对照组。

取得较好临床效果后，又考虑到西医认为，术后厌食与迷走神经干切断、胃排空延迟有关，故指导博士研究生进行了加减麦门冬汤对大鼠胃排空影响的实验研究，资料如下。

胃排空异常可分为排空加速和排空延迟，而以胃排空延迟为多见。许多疾病都可以导致胃排空延迟，尤其是消化系统疾病。麦门冬汤是用于治疗胃阴不足，胃失和降所致胃病的常用方剂。临床以加减麦门冬汤（戊己饮Ⅰ号方）治疗食管癌、贲门癌术后厌食取得理想疗效，为进一步探讨其作用机制而研究该方对大鼠胃排空的影响。

（一）材料和方法

1. 动物

采用 9 周龄 SD 大鼠，40 只，雌雄各半。平均体重（212.56±23.85）g，购自河北医科大学实验动物中心。

2. 主要试剂和仪器

吗丁啉（西安杨森制药有限公司），中药（河北医科大学第四医院中药房），99mTc、二乙三胺醋酸（99mTc、DTPA）（北京耐思达新技术发展公司），FJ-39LA 放射性活度计（北京核仪器厂）。

3. 中药制剂的配制

加减麦门冬汤（麦门冬：沙参：山药：丹参：半夏：鸡内金：生甘草为 3：2：1：1：1：1：1），按比例加水制成煎液并浓缩，使其浓度为每 mL 含生药 2.4g，放置 4℃冰箱保存。

4. 胃排空功能检测

（1）将 40 只大鼠随机分成空白对照组、吗丁啉组、中药小剂量组和中药大剂量组 4 组，每组各 10 只。

（2）空白对照组：每日用蒸馏水 1mL 灌胃；中药小剂量组：每日用药汁 1mL 灌胃（10g/kg）；中药大剂量组：用药汁 2mL 灌胃（20g/kg）；吗丁啉组每日用吗丁啉 1mL（10mg/kg）灌胃，共灌约 28 天。中药小剂量组、吗丁啉组的用量为人的 10 倍，中药大剂量组为人的 20 倍。

（3）第 28 天时禁食（不禁水和药）1 天，第 29 天时各组用放射性核素 99mTc-DTPA 标记的豆粉浆剂 1mL 灌胃，每 mL 豆粉浆中含豆粉 0.5g，99mTc-DTPA 约为 1.85×10^4 Bq（0.5uCi）。每只大鼠灌胃前用 FJ-39LA 放射活度计测得豆粉中 99mTc-DTPA 的准确放射性活度，灌胃完毕后测得注射器中残留放射性活度。灌胃 30 分钟后分别处死每组中的 5 只大鼠。剖腹后用缝合线结扎贲门和幽门，再用手术剪沿结扎处将胃取下。灌胃 60 分钟后将各组中所剩余 5 只大鼠分别依照前法，处死取下胃组织。

（4）将取下的大鼠胃立即置于井型 γ 闪烁探头中，用单道 γ 能谱仪测出各组大鼠胃中残留的 99mTc-DTPA 的计数（每例标本测定 30 秒钟）。按放射性核素衰变公式：X=Xoe-0.693t 将各实测值进行校正。各组大鼠的胃排空率＝[（灌胃前实测值 – 胃残留值 – 注射器残留值）/ 灌胃前实测值]×100%。

（5）统计方法

各组数值进行多个方差的齐性检验，方差分析。

（二）结果

实验组与对照组 30 分钟和 60 分钟胃排空率结果见表 1。30 分钟时胃排空率：吗丁啉组、中药小剂量组、中药大剂量组明显高于空白对照组（$P<0.01$），但 3 组之间差异无显著性（$P>0.05$）。60 分钟的胃排空率，实验组与空白对照组相比，仍有明显的差异（$P<0.05$），3 实验组之间：吗丁啉组与中药大、小剂量组差异均有显著性（$P<0.05$），中药大剂量组和中药小剂量组之间差异无显著性（$P>0.05$）。

表 1 大鼠胃排空率结果（$\bar{x}\pm s$）

组别	30 分钟胃排空率（%）	60 分钟排空率（%）
空白对照组	33.16±15.64	48.47±12.35
吗丁啉组	55.13±6.81	73.24±17.52
中药小剂量组	58.65±15.13	60.77±19.37
中药大剂量组	58.15±9.42	67.82±6.76

注：每组动物数 10 只

（三）讨论

胃排空延迟，临床症状主要表现为上腹疼痛，饱胀，恶心，呕吐，纳差厌食，嗳气，反酸，便秘等，可归属于中医学的"胃脘痛，腹胀，呕吐，便秘"等病证的范畴。现代研究表明多种病因可导致胃排空延迟，如胃手术后（胃底折叠术，幽门成形术，迷走神经切断术，胃部分切除术），萎缩性胃炎，非溃疡性消化不良，硬皮病，糖尿病等，随着胃动力药物的应用，虽然加速了胃排空，缓解了一些症状，但在消除病因上（如功能性消化不良，萎缩性胃炎等），胃动力药物大多无作用。近年来，中医药影响胃排空的研究多有报道。据报道：胃炎丸（苏梗、陈皮、木香、枳实、腹皮）治疗萎缩性胃炎有效率达90%，并有促进胃排空，调节胃肠功能等作用。用行气排滞汤（大黄、枳实、木香）治疗手术后胃排空障碍，也收到较好疗效。但中医药对胃排空的研究多局限于应用行气导滞药物上。加减麦门冬汤为临床上用于治疗食管癌、贲门癌术后出现厌食、腹胀等症的有效方剂。据报道，食管癌和贲门癌术后患者多有胃排空的延迟现象，应用加减麦门冬汤能明显提高患者的食欲，并能减轻其他症状。故推测其可调节胃肠运动，促使胃排空。

本研究结果证实了这一推测，显示养阴和胃的加减麦门冬汤对大鼠胃排空有明显促进作用。部分药物药理研究也提供了支持，有资料提示口服鸡内金后胃液分泌增加，酸度及消化力均见增高，其中消化力增加出现较迟缓，维持时间也较长。服药后胃运动机能明显增加，表现在胃运动期延长及蠕动波增强。甘草能直接吸附胃酸，对溃疡大鼠有降低胃酸分泌的作用，但对正常及胃酸缺乏者能增加胃酸分泌。《灵枢·营卫生会篇》曰："人受气于谷，谷入于胃，乃传于五脏六腑，五脏六腑皆以受气。"这些体现了中医对脾胃功能重要性的认识。对脾胃病的治疗上也是百家争鸣。《伤寒论》中仲景主要论述"胃家实"以胃热津伤，燥热内结为主要病机，以白虎汤清热治胃经热证；以承气汤通腑治疗胃腑实证。

李东垣著《脾胃论》多为补中健脾、调中益气、升阳益胃之方。其立方之义，以内伤劳倦为主，又因脾乃太阴湿土，故多用温燥升提之品。《脾胃论》中详于治脾，而略于治胃；详于温补，略于清滋。至清代叶香岩依据东垣"湿能滋养于胃"而倡导"养胃阴"的治疗法则，其论云："太阴湿土，得阳始运；阳明燥土，得阴自安，以脾喜刚燥，胃喜柔润也。"所谓胃宜降则和者，非用辛开苦降，亦非苦寒下夺，损伤胃气，不过甘平或甘凉濡润以养胃阴，则津液来复，使之通降。据叶氏所言胃阴不足所致虚痞不食，胃脘灼热，便不通爽，与胃排空延迟出现纳差，腹胀、便秘等症亦有相似之处，故以甘凉养胃阴的麦门冬汤观察对胃排空的影响。结果表明加减麦门冬汤促进胃排空的作用接近吗丁啉组，且小剂量组与大剂量组之间差异无显著性（$P>0.05$），说明其作用不随剂量增大而无限加速胃的排空，正是体现了中药调节的适度性特点。

胃排空受多种因素的调节，如：①胃运动的电控制；②神经对胃运动的调节，包括外来神经的控制、肠神经系统的控制和中枢神经系统的控制；③激素调节。加减麦门冬汤促进胃排空的机理，是作用于哪些调节因素，尚待进一步研究。同时，该方的作用绝不仅仅限于促进胃排空，它通过益气、健脾、养阴、和胃、降逆、化痰等作用，对消化道肿瘤的治疗还会有益，这一点是优于西药胃动力药的一个突出方面。

临床观察研究尚发现，既往有胃阴虚潜在因素者更易发生术后厌食，因而设想，可以进行术前服用戊己饮Ⅰ号方作为预防性用药，或许可以减少术后厌食的发生。

鉴于上述临床及实验研究，其后将该方用于许多恶性肿瘤病程中厌食见胃阴虚、胃气上逆者，亦见其效。

四、医案举例

【案 31】鼻咽部浆细胞肉瘤

李某，男，64 岁，河北省某研究所离休干部，因鼻塞、涕中带血 3 个月，于 1992 年 6 月中旬经河北省某医院及北京市某肿瘤防治所、北京军区总医院确诊为鼻咽部浆细胞肉瘤。放疗一次，因得知疗效不确切而停止放疗转中医药治疗。

1997 年 12 月底，出现右锁骨上淋巴结肿大，考虑转移，仍以中医药治疗。

1999 年 12 月底，因右胸部肿物约 3cm×3cm，骨扫描示骨质破坏，诊为骨转移。遂化疗 6 次，虽胸部肿物消失，但体质极度衰弱，骨扫描示多处骨转移像，遂于 2000 年 1 月单纯用中药治疗。

2003 年 4 月 19 日 CT 检查示：左基底节区及左丘脑腔隙性脑梗塞，右颞叶及桥脑软化灶（无脑转移征象），遂住院治疗脑梗塞 2 月余，病情稳定后继续中医药治疗原病。

2005 年 8 月初，因脑血管意外死亡。

自确诊后生存期 13 年，且未因肿瘤死亡。

1999 年 12 月底发生骨转移，化疗 6 个疗程后，患者出现明显厌食、口干渴、恶心、乏力，胸痛、腰腿疼日渐加重，体质日渐衰弱，骨扫描示多处骨转移像，遂单用中药治疗。2000 年 1 月 10 日再诊，主诉：化疗后明显厌食伴恶心、口干渴、乏力，胸痛、腰痛日渐加重。

证候：精神疲惫、行动无力，脉细，舌淡红苔薄白。

辨证分析：患者化疗后正气大损，脾胃大伤，已现极虚之候，而胸痛、腹痛较剧，又现邪气鸱张之候，然虽邪气鸱张又不任攻伐，当以扶助正气为当前第一要务，扶正之中又应以健脾胃顾后天之本为先，调理脾胃又当侧重于阳明胃家。

治法：益胃健脾，降逆化痰。

处方："戊己饮Ⅰ号方"（经验方）化裁。

沙参10g，麦冬15g，清半夏10g，浙贝10g，山药30g，鸡内金10g，生甘草10g，浮小麦30g。

水煎服，每日1剂，早晚分服，每周服6剂。

以上法调治月余，饮食增加，口干恶心减轻，体力渐增。

2000年2月10日二诊：

饮食、体力增加，恶心减轻，遂更方针对骨转移辨证治疗。

【案32】食管癌术后厌食

邓某，女，52岁，石家庄市某蔬菜市场工人。

初诊：1988年7月中旬。

主诉：食管癌术后不欲饮食1月余。

现病史：患者因食管癌于1988年6月中旬在石家庄市某医院行手术治疗。术后月余不欲进食，勉强进食则脘腹胀满，靠间断补液治之。

证候：厌食伴口干乏力，下肢浮肿，脉弦，舌淡红苔白。

处方：戊己饮Ⅰ号方。

水煎服，每日1剂，分2~3次服。

服药3剂已思饮食，不再补液，服至7剂食量几乎如术前，服药10剂食量大增，每日主食250～300g，牛奶200mL左右，鸡蛋1～2个，蔬菜（肉炒菜）超过250g，新鲜水果2～3个，体力大增，口干，下肢浮肿好转，其后情况良好。

第八章 戊己饮Ⅱ号方

一、主要药物

茯苓、薏苡仁、山药、藿香、车前子、扁豆、厚朴，清半夏、生甘草。

二、临床应用

食管癌、贲门癌术后腹泻或恶性肿瘤病程中腹泻现脾虚湿困为主者，脉濡、缓，或细、滑，舌红苔白、白厚、白腻或苔黄。

三、创用之思考

食管癌、贲门癌患者术后腹泻与术后厌食一样，也是常见情况之一。长期腹泻，如不及时解决，不仅影响体质恢复和其他治疗措施的实施，而且不利于防癌抗癌。同样，该病的治疗研究，不仅有临床意义，而且有理论意义，西医认为该病与手术中切断迷走神经干有关，而突出中医特点治之，疗效显著，值得深思。

经临床观察该病基本病机为脾虚湿困，叶天士指出"太阴湿土得阳始运""脾宜升则健"，这与食管癌、贲门癌术后腹泻病机定位在"脾"相合。戊己饮Ⅰ号方与Ⅱ号方就体现了重点治"胃"与治"脾"的不同。

方剂的拟定：食管癌、贲门癌术后腹泻者，多有脾虚湿困之征，故拟定戊己饮Ⅱ号方。该方参考藿朴夏苓汤意，石寿棠在《医原》中言："湿之气化，为阴中之阳，氤氲浊腻，故兼证最多，变迁最幻，愈期最缓。"其所言治法，有异于常论之处，曰："治法总以轻开肺气为主，肺主一身之气，气化则湿自化……宜用体轻而味辛淡者治之……"笔者以为，其所论"气化则湿自化""宜用体轻而味辛淡者治之"颇有参考价值，此为拟定戊己饮Ⅱ号方时参考之一点。戊己饮Ⅱ号方以藿香化湿悦脾、山药健脾止泻为君；茯苓、薏苡仁、扁豆健脾利湿、车前子利小肠实大肠为臣；厚朴、清半夏燥湿和胃为佐；生甘草调和诸药为使。针对术后特点，应药取轻灵，避壅补，远滋腻。其加减为：有低热口干苦，舌红苔薄黄或黄厚者，为湿郁夹热，加银花 10g，黄连 6g；伴食欲不振而舌红苔白微腻或薄黄或黄厚者，加鸡内金 10g；舌红少苔者，去车前子加南沙参、麦门冬各 10g。

值得提及的是，腹泻亦有脾阴不足者，《素问·平人气象论篇》言"脏真濡于脾"。唐容川曰："脾阴不足，水谷仍不化也。"叶天士在倡"太阴湿土得阳始运，阳明燥土得阴自安"之论的同时，又有"病后阴伤作泻"之例。故应注意脾之"性"为"湿"的问题，脾性湿而恶湿，治脾病当顺其性制其恶，此为常理。"太阴湿土得阳始运"为治脾之"恶"，医者奉为治疗脾病的圭臬，然因此忘掉"脾性湿"的也有之。这是犯了思维上的偏见，其主要表现有二：①过用苦燥伤脾性。《素问·生气通天论篇》云："味过于苦，脾气不濡，胃气乃厚。"味过于苦则脾失濡润，用药亦然。②曲解芳香悦脾。湿阻中焦，脾困而失健运，用芳香化湿可醒脾复其健运之职，此为悦脾之本义，若将"悦"字曲解为嗜好，则难免过用芳香而伤脾性。笔者临床遇到某些病证（如慢性胃炎、慢性肠炎等），有时呈现湿阻中焦，表现为脘腹胀满，口黏腻或口渴不欲饮，舌苔白滑，脉濡缓。据证予平胃散或藿朴夏苓汤化裁，常收满意疗效。然也有一些病人，用药始则见效，继用之则脘腹胀满而复作，口渴复增。细审此类病人，舌苔往往变为薄白欠润、舌色变红，乃苦燥、芳化、淡渗伤"脾性"使然，使湿阻变为阴伤，此时以麦门冬汤（以沙参易人参）化裁治之，可补用药之失当。《霏雪录》曾记载：葛可久同郡富人家女子，年可十七八岁，四肢痿痹，不能自食，目瞪。众医莫能治。可久视之，笑曰："此不难治。"乃命悉去其房中香匳流苏之属，发借地板，掘地为坎，扃女子其中，扃其扉……久之，手足果动而呼，投药一丸，明日自坎中出矣。盖此女平日嗜香，而脾为香气所蚀故也。此案系芳香损伤脾性，器物尚且如此，何况芳香药物？四肢痿痹，不能自食，无疑乃脾病，若再依"脾恶湿"而予芳香，则无异抱薪救火！由此看来，"脾性湿"岂可忘欤！

因此，戊己饮Ⅰ号方对食管癌、贲门癌术后腹泻亦有据证化裁应用的情况。戊己饮Ⅰ号方、Ⅱ号方均涉及治疗脾胃问题。《脾胃论》曰："发明脾胃之病，不可一例而推之，不可一途而取之，欲人知百病皆由脾胃衰而生也。""该脾胃不足，不同余脏，无定体故也。"故治脾、治胃抑或脾胃同治，孰主孰辅则当灵活化裁。

笔者20世纪80年代以此方治疗食管癌、贲门癌术后腹泻，疗效理想，曾观察总结43例，资料如下。

临床资料：观察43例中，男30例，食管癌术后17例，贲门癌术后13例，年龄40～50岁8例，51～60岁13例，61～72岁9例，年龄最小41岁，最大72岁，平均56岁；女性13例，食管癌术后12例，贲门癌术后1例，年龄40～50岁5例，51～60岁7例，61～70岁1例，年龄最小 42 岁，最大 62 岁，平均 52 岁。术后 5～10 天服药者 13 例，10～30 天服药者 19 例，1 月以上服药者 11 例。术后开始服药时间最短 5 天，最长 451 天，平均 228 天。

证候表现：全部病例皆有溏便或水样便，无脓血便，大便常规化验及细菌培养除外痢疾，无心肝肾等并发症。43 例中，轻度腹泻（每日 3 次）3 例，中度腹泻（4～6 次／日）23 例，重度腹泻（每日 6 次以上，最多者达 12～13 次）17 例。

治疗方法：戊己饮Ⅱ号方。

疗效标准：临床治愈：服药 4 天内止泻，2 个月无复发，伴有症状消失；显效：4～10 天止泻，2 个月内复发不超过 4 次（复发为轻中度腹泻）继续服药 3 天内止泻，或 10 天以上止泻 2 月内无复发，伴有症状大多消失；有效：腹泻次数减少 1/2 以上或 4～7 天止泻，但 2 月内复发超过 4 次且继服药有效，伴有症状大部减轻；无效：病情无变化或大便减少次数不及 1/2，或服药有效停药 3 日内即复发。

治疗结果：临床治愈 14 例（占 32.56%），显效 16 例（占 37.20%），有效 9 例（占 20.93%），无效 4 例（占 9.31%），治愈显效率 69.76%，总有效率 90.69%。止泻时间最短 2 天，最长 12 天，平均 7 天。本组病例均属西药治疗无效转中医治疗的顽固腹泻患者。我们又收集了同期住院用西药治疗的患者 30 例（一般情况与中药组有可比性）用来对照，结果经统计学处理中药组优于西药组（$P<0.01$）。

应用中尚有几点值得一提：①既往有脾虚者更易出现术后腹泻，因此术前以戊己饮Ⅱ号方作预防性服药以减少术后腹泻的发生，值得研究。②食管癌、贲门癌术后不少病人厌食与腹泻并见，对此，则当辨证分析，结合脉舌表现，判定胃阴不足厌食为主，亦或脾虚湿困腹泻为主，厌食

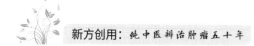

为主伴大便溏薄者，戊己饮Ⅰ号方加薏苡仁（生、炒并用）、荷叶，重用山药，腹泻为主伴食欲不振而舌红苔白微腻或薄黄或黄厚者，加鸡内金10g；舌红少苔者，去车前子，加南沙参、麦门冬各10g。③临床中又将该方扩展应用到其他一些恶性肿瘤病程中的腹泻治疗，亦见成效。

四、医案举例

【案33】食管癌术后腹泻

李某，女，54岁，工人。

初诊：1983年7月15日。

主诉：腹泻月余。

现病史：患者因食管癌行手术治疗，术后月余以来，每日腹泻水样便8～10次，伴轻微腹胀痛，纳差，大便常规镜检（–），细菌培养（–）。

证候：脉细舌淡红苔白。

辨证分析：脾虚湿困。

治法：健脾祛湿。

处方：戊己饮Ⅱ号方。

服药4剂后，大便日行1～2次，成形，诸证消失。停药后第1月复发1次，以上方治愈。10余年来偶有复发，服药2～3剂即止泻。

第九章　三花银翘汤

一、主要药物

金银花、蒲公英、连翘、地丁、花粉、赤芍、竹叶、荆芥、牛蒡子、淡豆豉、生甘草、桔梗、芦根、薄荷、杏仁、浙贝等。

二、临床应用

肺癌术后及恶性肿瘤病程中（包括放、化疗后）以感染为主的发热（毒热蕴结），脉滑数或滑，舌红苔薄黄或黄腻。

三、用法

第一煎勿过煮（取银翘散煎法之意），第二煎按常法煎煮，二煎混合。根据病情，每日服 1～2 剂，分 2～4 次服。

四、创用之思考

通常而论，发热有内伤发热与外感发热两大类，前者因"虚"，后者因"外邪"。但恶性肿瘤的发热，一者都存在"虚"，尤其晚期及手术、放、化疗后，二者虚邪之体又易感外邪，而这种外邪引起的发热，从证候分析又大多具"风热外感"的特点。因"虚"也好，因"外邪"也好，又皆以"毒热内蕴"为基，其中也有肿瘤热的问题。笔者最初基于上述情况，治疗肺癌术后之发热，以治"内"、治"外"相结合拟定三花银翘汤，临床应用效果尚理想，其后据证将该方扩展应用至一些恶性肿瘤病程中的发热。

该方系银翘散与"三花汤"的合方，前者之运用已于《时方活用》中简述，后者来源于家父刘松樵治疗外科痈疡的经验方。家父为河北省霸县胜芳当地之名医，曾任霸县卫生工作者协会副主任并曾以各界名人身份任县人大代表。其用"三花汤"（主要药物银花、连翘、蒲公英、紫花地丁、花粉、赤芍）加味治疗痈疮（乳痈、发背等）阳证发热疗效颇佳。该方含五味消毒饮，而以连翘易紫背天葵，原因是五味消毒饮服法中有"盖被"而"取汗"之嘱，而连翘味苦而兼辛，辛者能散。《医学衷中参西录》曾言：连翘具升浮宣散之力，流通气血，治十二经血凝气聚，为疮家要药，且性能托毒外出……按连翘诸家皆未言发汗……用至一两必能出汗，且发汗之力甚柔和又甚绵长。笔者体会，连翘确兼有此宣散透达之功，用之则无需"盖被而取汗"。五味消毒饮以数种清热解毒药共用，细析之，其中含有深意：银花、公英甘寒，甘者能补能和，《本草通玄》言：银花尚"主胀满下利……补虚疗风"，并云"世人……昧其胀利风虚之用，余于诸症中用之，屡屡见效"；《医林纂要》言公英尚"补脾和胃"，《本草新编》更言其"至贱而有大功……蒲公英亦泻胃火之药，但其气甚平，既能泻火，又不损土，可以常服久服而无碍……火之最烈者，无过阳明之焰，阳明之火降，而各经余火无不尽消"。笔者以蒲公英用于热淋、血淋、石淋的治疗，以猪苓汤加蒲公英为基本方随证化裁，效果满意。对泌尿系恶性肿瘤患者出现血淋或尿血者，随证加用蒲公英亦可起到缓解症状的作用。

【案34】泌尿系恶性肿瘤尿血

赵某，女，78岁，农民。

初诊：1989年3月11日。

主诉：尿血3月余。

现病史：患者尿血3个多月，经治疗无效来就诊。B型超声检查提示右肾实质占位性病变，泌尿科拟诊泌尿系恶性肿瘤。因患者年事已高转中医治疗。

证候：尿血伴轻微尿痛，偶有较剧之尿痛，腰酸痛，时有左少腹痛，脉右细无力左滑，舌淡红苔薄黄。

辨证分析：阴虚相火妄动。

治法：滋肾阴清相火。

处方：六味地黄汤合封髓丹化裁，方中加用蒲公英15g。

服药6剂后血止。

1989年3月18日二诊：

原方再进14剂，其间仅有1天有少量尿血，左少腹痛亦未作。

1989年4月3日三诊：

证候：近来偶有心悸，时有轻微恶心，脉结，心电图示：完全性右束支传导阻滞，心肌缺血，偶发房性早搏，舌淡红苔薄黄。

处方：白茅根30g，蒲公英20g，侧柏叶20g，旱莲草15g，薏苡仁30g，滑石10g，生甘草6g。

服药后尿血未作，诸证减轻，一般情况好，且可操持轻微家务。其后以中药辨证治之，每剂药均加用蒲公英15g，每日或隔日服药1剂，情况良好。后因患者不愿服药，停药2月余而死亡（是否死于泌尿系肿瘤或心脏疾患？其情不详）。

患者自就诊至死亡共存活 22 个多月，且无明显痛苦。可以说，蒲公英在该例治疗中起到了较好作用。再者，三花银翘汤方中紫花地丁、连翘、野菊花苦寒而连翘、野菊花兼辛味，辛者能行、能散，故"清"而能"透"。另外，五药均清热解毒，且散气行滞，《积善堂经验方》言银花"败毒托里，散气和血，其功独胜"；《本草衍义补遗》言公英"散滞气"；《药品化义》言连翘"总治三焦诸经之火……一切血结气聚无不调达而通畅也"；《本草汇言》言野菊花："破血疏肝，解疔散毒"；而地丁辛凉散肿兼祛湿退热，《外科症治全生集》有言"气血凝而发毒"。因此，解毒必须行气血，诸药正和此义，此数药并用胜于单一用药之处，在于各药同功之外，又各兼特点，具体应用时，可据证调整五药之用量比例。

五、医案举例

【案 35】子宫直肠窝低分化腺癌术后高热

周某，女，58 岁，河北省石家庄市某单位职工。

初诊：2014 年 8 月 21 日。

主诉：癌术后发烧 20 余日。

现病史：患者因子宫直肠窝肿物于 2014 年 7 月 25 日行腹腔镜下子宫直肠窝肿物切除及全子宫双附件、大网膜、盆腔、腹主动脉旁淋巴结切除术，术后病理示子宫直肠窝低分化腺癌。2014 年 7 月 31 日出院，3 天后开始发热伴下腹痛，体温 39℃。查体下腹压痛，以脐下、右腹股沟处为著，遂以子宫直肠窝低分化腺癌术后发热待查入院。入院后予抗生素静脉点滴并辅以酒精浴及退热栓治疗，发热无好转（酒精浴及肛门用退热栓虽可有短暂体温下降但继之发热复炽），而请中医治疗。

证候：面色㿠白，气短神疲，昨晚发热达 38℃，不恶寒有汗，小腹痛，下肢麻木，带下色黄，腰酸痛，脉滑舌红苔白。

辨证分析：邪犯卫分。

治法：辛凉解表。

处方：银翘散加味。

银花 10g，连翘 10g，竹叶 10g，荆芥 10g，牛蒡子 10g，淡豆豉 10g，生甘草 10g，桔梗 10g，芦根 10g，杏仁 10g，浙贝 10g，薄荷 6g（后下），苏叶 6g（后下）。

水煎服，每日 2 剂，早晚分服，每 4 小时服 1 次。

2014 年 8 月 29 日二诊：

证候：服药后仍发热，稍恶寒，纳差，脉滑，舌红苔白，舌中部苔黄。

辨证分析：辛凉解表未效，诊见舌中部苔黄，乃湿热内蕴之兆。

治法：清热利湿，稍有恶寒佐以辛而偏温药以透邪。

处方：甘露消毒丹合正柴胡饮化裁。

藿香 10g，木通 6g，滑石 10g，茵陈 15g，石菖蒲 10g，黄芩 10g，连翘 10g，浙贝 10g，射干 10g，薄荷 6g（后下），柴胡 10g，赤芍 10g，陈皮 10g，防风 10g。

水煎服，每日 1.5 ～ 2 剂，分 2 次服，嘱 3 日后复诊。

2014 年 9 月 1 日三诊：

服药 3 日，除食欲尚可外，发热依然，余证如前，且小腹痛较著，脉滑，舌红苔白。

辨证分析：热毒蕴结，湿热助之，邪郁不达。初诊以辛凉解表，继之清利湿热皆不效，细思之，患者腹痛较著，带下色黄，结合其子宫直肠窝低分化腺癌，恶性程度较高，且手术切除范围较大，故拟如下治法：

治法：清热解毒，辅以利湿清热，佐以疏解达邪。

处方：三花银翘汤合二妙丸、正柴胡饮化裁。

银花 10g，连翘 10g，公英 10g，地丁 10g，花粉 10g，赤芍 10g，忍冬藤 10g，柴胡 10g，陈皮 10g，防风 10g，苍术 10g，黄柏 10g，竹叶 10g，滑石 10g，生甘草 10g。

询知住院中仍间断用酒精浴及退热栓，嘱停用二法，单纯服中药治之，上方每日服 1.5 ～ 2 剂，分 3 ～ 4 次服。服药 2 日，9 月 3 日家属代诉：身有微汗，小腹痛略减，体温偶有下降之兆（家属每日多次测量体温并记录之），询知未再用酒精浴及退热栓，嘱原方加当归 10g 服之。

2014 年 9 月 5 日四诊：

证候：患者精神状态改善，腹痛减轻，黄带减少，食欲可，发热有下降趋势，多于午后伴恶寒无汗，脉滑舌红苔薄黄。

治法：仍以原法治之，用药量略加进退。

处方：银花 15g，连翘 15g，公英 10g，地丁 10g，花粉 10g，赤芍 15g，忍冬藤 30g，薏苡仁 30g，败酱草 30g，柴胡 10g，陈皮 10g，防风 10g，桃仁 10g，竹叶 10g，白茅根 10g，苍术 10g，黄柏 10g。

水煎服，每日 1.5 ～ 2 剂，分 3 ～ 4 次服。

再次嘱其勿用酒精浴及退热栓，患者言自上次就诊后未再用，并嘱勿服补药，如人参蜂王浆、阿胶浆之类。

2014 年 9 月 10 日五诊：

诸证减轻，偶有午后发热，脉缓，舌红苔薄黄。仍以原方加滑石 10g，芦根 10g 服之。

水煎服，每日 1 剂，分两次服，每周服 6 剂。

2014 年 9 月 15 日六诊：

近 2 日体温已正常，腹痛未作，腰酸及下肢麻木减轻，患者甚悦之，仍以原方化裁治之，并嘱可增加室内活动。

处方：银花 10g，连翘 10g，公英 10g，地丁 10g，花粉 10g，赤芍 15g，忍冬藤 30g，薏苡仁 30g，败酱草 15g，柴胡 10g，陈皮 10g，防风 6g，白茅根 10g，苍术 10g，黄柏 10g，当归 10g，桃仁 10g，炒麦芽 10g。

水煎服，每日 1 剂，早晚分服，每周服 6 剂。

2014 年 9 月 22 日七诊：

证候：发热未作，自觉尚有乏力、自汗，稍感右下肢麻，夜尿频，脉滑，舌红苔白。

患者已 10 余日未发热，刻下证与原发病及术后尚待恢复有关，处以当归芍药散加味治之。

当归 10g，川芎 10g，赤芍 10g，茯苓 30g，泽泻 10g，白术 10g，柴胡 10g，荆芥 10g，薏苡仁 30g，败酱草 15g，忍冬藤 30g，炒麦芽 10g，全蝎 6g。

水煎服，每日 1 剂，早晚分服，每周服 6 剂。

2016 年 10 月 17 日八诊：

诸证不著，发热未复，继以中药行癌术后康复治疗。

至 2016 年底复诊，病情稳定。

本例重在清热解毒，稍事疏解，以三花银翘汤"清"而兼"疏"（透达），此笔者之一"思"，或可为治癌别于常法之一也，合以薏苡仁、败酱草一者利湿清热，再者行血祛瘀，亦针对其带下色黄。《傅青主女科》指出"夫带下俱是湿证"，《女科经纶》引缪仲淳语曰："白带多是脾虚，

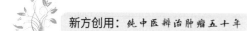

肝气郁则脾受伤，脾伤则湿土之气下陷，是脾精不守，不能输为荣血，而下白滑之物……故健脾补气要法也。"败酱草既可清热解毒，又辛散行血祛瘀，《卫生易简方》治产后腹中如锥刺痛者，独用败酱草一味水煎服，足见取其行瘀之功。合以苍术、黄柏（二妙散）清热燥湿，竹叶、滑石、生甘草利湿清热，合正柴胡饮（柴胡、赤芍、陈皮、防风）以疏解达邪。张景岳之正柴胡饮本为治外感风寒、发热恶寒之方，但其言"凡血气平和，宜从平散者，此方主之"，可征其方平散而不猛峻。

　　该病例住院期间多次使用退热栓及酒精浴，笔者颇认为不妥，而嘱其停用。酒精浴是西医同志及护理人员对某些高热特别是较长时间高热的病人采取的一个措施。笔者不推崇这一措施，因为它不是病因治疗，如果是小儿高热或中枢性高热或晚期肿瘤患者，适当用一下，前者防止"抽风"，后者减少一下消耗，无可厚非，但对于外感发热（包括一些肺部感染等疾病见表证热型者），则不能用。中医有"体若燔炭，汗出乃散"之论，酒精浴会影响解表透邪；对于退热栓的应用，笔者亦不推崇，同样它也不是病因治疗，而且常常因汗出不得法（大汗）而造成虽短时降温，但汗止热复炽，反复应用又造成气血津液之耗伤。中医有"汗法"，但与之不同，中医的汗法，其一是"微似汗"，不能大汗；其二是在得汗的同时亦有整个方剂的综合药效的发挥。中医也有物理降温，细分析倒是有些特点的。如：笔者幼年时见家父治疗一些春末夏初小儿发热（春温？）用药同时嘱家属找冰窖主人提前开一下冰窖取冰块令小儿少量频含之（注："冰窖"，笔者家乡有湖泊名曰东淀，白洋淀名曰西淀，解放初湖水尚清澈见底，冬季结冰后凿冰块，堆砌之，上覆草垫及泥土，名曰冰窖，夏季开窖取出卖之以解热，但开窖时间是大体固定的，这在没有冰箱、冰柜等制冰方法的时代，也是百姓解暑之一法），作为辅助治疗，患儿甚喜之。依其法，笔者治某些小儿发热特别是有咽痛者，嘱家属自冻冰块（不放糖），少量频与患儿，此护理不同于酒精浴，但亦为一物理疗法，乃清凉解热而不冰伏束表。

另外，酒精浴在西医基本是作为一种护理方法运用，其实，中医古代的治疗方法中亦有与之类似的，用之不当反增其病，《伤寒论》条文曰："病在阳，应以汗解之。反以冷水潠之，若灌之，其热被劫不得去，弥更益烦，肉上粟起……"汪苓友曰："病在阳者，为邪热在表也，法当以汗解之，医反以冷水潠之，潠者含水喷也。若灌之，浇灌也。灌则更甚于潠矣。表热被水劫不得去，阳邪无出路，其烦热更甚于未用水之前矣。弥更益者犹言甚之极也。水寒之气客于皮肤，则汗孔闭，故肉上起粒如粟也……"柯韵伯曰："病发于阳，应以汗解，庸士用水攻之法，热被水劫而不得散，外则肉上粟起，因湿气凝结于玄府也，内则烦热意欲饮水，是阳邪内郁也。"另外，此法应用失当，尚会引起一些不利之变化。张隐庵注此条曰："此言邪之中人必始于皮毛，留而不去则入于肌腠，留而不去，则入于经脉，留而不去则入于府也，病在阳，病在太阳之皮毛也，当是之时，应汗而散也，反以冷水潠之若灌之，其热被劫则入于肌腠矣，复留而不得去，则入于经脉矣……"冷水潠之、灌之尚会如此，酒精浴更甚于冷水潠之、灌之，因此其应用应考虑具体病证，见高热不退即用之未必妥当。

中医临床应善于分析一些西医治法，善者吸收之，不妥者不宜盲从。这里，善思很重要，应言之有理，析之有据，用之有果，才有说服力。

该病例治疗中有一个突出点在于思维中的临机权变，中医思维是继承中华传统文化思维方式，在中医理论指导下，自觉地产生并有效地指导诊断和治疗疾病的临证思维方法。要提高疗效，就要注重中医的思维。

临机权变是一种意象思维，《灵枢·本神篇》指出："所以任物者谓之心，心有所忆谓之意，意之所存谓之志，因志而存变谓之思，因思而远慕谓之虑，因虑而处物谓之智。""心""思""虑""智"等，就是关于思维发展过程的形象说明。"心有所忆谓之意"，指有某种设想或念头产生，但尚未做出决定者。正如张景岳所说："谓一念之生，心有所向而未定者，曰意。"《旧唐书·许胤宗传》有载："医者，意也，在人思虑。"强调医生诊病时要重视深思熟虑，分析病情。

朱丹溪指出："古人以神圣工巧言医，又曰：医者意也。以其传授虽的，造诣虽深，临机应变，如对敌之将，操舟之工，自非尽君子随时反中之妙，宁无愧于医乎？今乃集前人已效之方，应今人无限之病，何异刻舟求剑，按图索骥。"强调良医要根据病情灵活辨证，不能墨守成规，要知常达变，刻板守旧就会贻误病情。《友渔斋医话》曰："医之用药，如将之用兵……兵无常势，医无常形。能因敌变化而取胜者，谓之神明；能因病变化而取效者，谓之神医。"

临机权变的关键是，"机"要认准，"变"要及时。

本例 2014 年 9 月 1 日三诊时的更方，即在于认其"机"乃"热毒蕴结"，变其治法为"清热解毒，辅以利湿，佐以疏解达邪"，因临证权变而取得较好之疗效。

肿瘤新方的创用有以上过程，笔者对一些非肿瘤病证所拟新方，也大体经历这样的过程。如治疗皮肤疾患的"荆防汤""消痤饮"，治疗妇科病的化裁香草汤、固胎饮等。

附议

肿瘤新方的创用，不是一蹴而就的，更不是想当然、闭门造车造出来的，以笔者的实践而言，新方的创用大体经过了以下过程：①在临床中捕捉"闪点""亮点"，进而开拓思维；②尽量多浏览古医籍相关论述，摘其善而从之，某种程度上讲，可启新方创用之源；③大量的临床应用及拓展应用以求新方的充实完善，由"雏型"而逐步达到基本"定型"；④在大量临床应用的基础上，做些必要的实验研究；⑤不断地"活用"新方，以求改进。

除上述新方以外，用于治疗肺癌的"百花煎"、治疗乳癌的"乳岩方"（均暂定名），因肺癌临床表现证候较繁多，乳腺癌有一些较明确的古方，故仍在继续探讨创用中。

第十章　固胎饮

一、主要药物

菟丝子、桑寄生、杜仲。

二、临床应用

习惯性流产。

三、用法

（一）药味少而量重，菟丝子、桑寄生均至少30g。

（二）怀孕后如无其他脏腑病证，脉平，脉滑或心肾脉滑利之力小（脉较《素问·阴阳别论篇》所云"阴搏阳别，谓之有子"之"阴博"不明显）。未见红时，可每日服1剂，每周服6剂，服药超过上次流产之月数，若见红则每日至少服2剂，4小时服一次，出血止后可减为每日1剂，每周服6剂。

（三）强调适当活动。

四、创用之思考

习惯性流产属中医数堕胎、小产范畴，对于堕胎、小产，历代医家

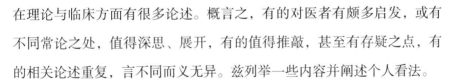

在理论与临床方面有很多论述。概言之，有的对医者有颇多启发，或有不同常论之处，值得深思、展开，有的值得推敲，甚至有存疑之点，有的相关论述重复，言不同而义无异。兹列举一些内容并阐述个人看法。

《金匮要略》中有白术散，曰："妊娠养胎，白术散主之。"方见《外台秘要》：白术、芎䓖、蜀椒（去汗）、牡蛎各三分，右四味，杵为散，调服一钱匕，日三服，夜一服。但苦痛加芍药；心下毒痛倍芎䓖；心烦吐痛，不能饮食，加细辛一两、半夏大者二十枚。服之后，更以醋浆水服之。复不解者，小麦汁服之；已后渴者，大麦粥服之，病虽愈，服之勿置。魏念庭释曰："白术散方为妊娠胃气虚寒，水湿痰饮逆于上而阴寒凝滞，血气阻闭于下通治之者也。方用白术补中燥土，以益胃进食，芎䓖气血兼行，蜀椒温中散寒，牡蛎除湿利水，无非为血分计，即无非为胎计也。益胃而后食进，胃血得生，血行而后流通于周身，疾病乃愈。寒散中温，而血方可行，不致有阻于胞，湿去便利而血方无停蓄生热，开漏下堕胎之渐，此四物养胎之神功也。"《和剂局方》则云："白术散调补冲任，扶养胎气，治妊娠宿有风冷，胎痿不长，或失于将理，动伤胎气，多致损堕，怀孕常服壮气益血，保护胎藏。"

《金匮要略》又有：妇人妊娠，宜常服当归散主之。当归、黄芩、芍药、川芎各一斤，白术半斤，右五味，杵为散，酒饮服方寸匕，日再服。妊娠常服即易产，胎无疾苦，产后百病悉主之。所谓胎之结也，赖木气以生之，藉土气以养之，妊娠所以多病者，土湿而木燥也。燥则郁热而克土，故妊娠所以宜常服者，培养土木之剂也。当归散，白术燥土，归、芍润木，芎䓖、黄芩，清热而行瘀，土旺木荣，妊娠无余事矣。朱丹溪称，黄芩、白术为安胎之圣药。《胎产指南》亦云："黄芩乃安胎之圣药，归芎怀熟，实补血之良剂，佐以苏叶、陈皮可为常服方也。"

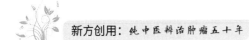

妊娠养胎重在精神、饮食、起居的调护。如《胎产指南》云："夫妇人冲脉主血海，血旺始成胎。任脉主胞胎，静养则胎安。""如衰弱人有妊，及曾堕者，必须恪遵胎教，通达事情，如古太任兢兢爱护，坐卧不偏，视听无邪，毋溺专宠，阃事悉委于婢妾，罔怀妒忌，忿憾不留于胸臆，至如食物药饵，一律禁戒而无犯，斯火不动而血旺荫孕，形不劳而气完胎固。"《女科切要》妊娠调护法曰："保元论云，妇人妊娠，常令乐意，运动气血，安养胎元，早当绝欲，节调饮食，内远七情，外避六淫，性宜静而不宜躁，体宜动而不宜逸，味宜凉而不宜热，食宜暖而不宜寒，毋久立久坐，毋久行久卧，又宜却除一切肥甘，以及煎炒炙煿，油腻、辛辣、水果鱼鳖，兔鸽牛马之肉，以及鳗鱼鳅鳝无鳞等鱼，一切避忌，便无胎漏下血、子肿、子痫、子悬等症。""先师天锡陈先生曰：'妊娠之妇，身体康健，饮食如常，可保平安，勿生顾虑，勿妄服药，勿过饮酒，勿举重登高，勿多睡卧，闲则步于庭，勿犯房事，扰乱子宫不安。'""孙千金曰：'凡女人受孕，经三月而堕者，虽气血不足，乃中冲脉有伤，中冲脉即阳明胃经供应，胎孕至此时，必须节饮食，绝欲戒怒，庶免堕胎之患。'"因此，妊娠若患他疾，则辨证调治，无其他疾病，不宜乱服药。正如《女科经论》指出："若胎本不损，强以药滋之，是实实也。"《女科切要》亦云："勿妄服药。"《妇人良方》滑胎例曰："许学士云：'大率妊娠惟在抑阳助阴，然胎前药，惟恶群队，阴阳错杂，别生他病。'"《医宗金鉴》亦云："妊娠无病不须服药。"以《金匮要略》当归散、白术散而言，有疾可对证用之。尤在泾说得好："夫芩、术非能安胎者，去其湿热而胎自安耳。"若作为"养胎""常服"则未必妥当。且"养胎"用药，并非仅某某药。如《金匮要略》又有胶艾汤，程云来则注曰："胶艾主乎安胎，四物主乎养胎。"因此《金匮要略》所云处方及用药，当辨证施

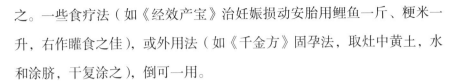

之。一些食疗法（如《经效产宝》治妊娠损动安胎用鲤鱼一斤、粳米一升，右作臛食之佳），或外用法（如《千金方》固孕法，取灶中黄土，水和涂脐，干复涂之），倒可一用。

　　一般认为，自然流产连续3次以上始视之为习惯性流产，古医家提出了一些初次流产后的调养，值得参考。如重订《产孕集》云："未及期而产谓之半产，即堕胎也。损气耗血，甚于正产。二三月犹轻，六七月为最重，譬之果未熟而强摘之，其根蒂必伤也。故凡半产当与正产同其调养，而尤加意焉，宜因其所伤而补益之，以善其后。""半产后，遂习以为常，不得谓非失治之过也，半产后，治疾之法，与正产稍异。"王节斋曰："妇人堕胎多在三五七月，除跌扑损伤外，若前次三月而堕，则下次亦必如期而堕，故于产后须多服养气血之剂，以固胎元而补其虚。如养胎全在脾胃，譬犹钟悬于梁，梁软则钟下坠，折则堕矣。"（依此而言：白术为补脾安胎之要药）巢元方曰："妊娠受胎在腹，七日一变，今妇人堕胎，在三月、五月、七月者多，在二月、四月、六月者少，藏阴而腑阳，三月属心，五月属脾，七月属肺，皆在五脏之脉，阴常易亏，故多堕耳，如在三月曾堕，后受孕至三月亦堕，以心脉受伤也，先须调心。五月七月亦然。惟一月堕胎人皆不知也，一月属肝，怒则多堕，洗下体则窍开亦堕，一次既堕，肝脉受伤，下次亦堕。今之无子者，大半是一月堕胎，非尽不受孕也。故凡初交后，最宜将息，勿复交接，以扰子宫，勿令劳怒，勿举重，勿洗浴，又多服养肝平气药，则胎固矣。"其所云今之无子者，大半是一月堕胎，非尽不受孕也值得思之，其所言"堕胎在三月、五月、七月者多""如在受孕至三月曾堕，后受孕至三月亦堕"，与临床有一定的吻合性，但不宜绝对视之。笔者以为流产后的调理还是以调元气为本，调血分为旨，调肝为中心之三调为佳。

对堕胎之治，历代医家有不少见解，约言之有数点：即调阴阳、气血，调脾胃、肝、肾及冲任二脉，其中所论有的有所启发，当分析之，有的重复当摘要取之，且当析因而施治。

《傅青主女科》"行房小产"曰："大凡妇人之怀妊也，全赖肾水以荫胎，水源不足，火易沸腾，加以房事，则火动精泄，肾水涸而相火益炽，水火交病，胎不能固而堕矣。"提出其因为火动精泄，肾水涸而相火益炽，水火交病。

"畏寒小产"曰："夫胞胎之结，先天之真火也，先天之真火即先天之真气，故胎成于气，亦摄于气，气旺则胎牢，气衰则胎堕。"提出胎成于气亦摄于气，气衰则胎堕。

"妊娠多怒堕胎"云："妇人有怀妊之后，或未成形，或已成形，其胎屡堕者，人皆曰气血衰微，不能固胎也。谁知是性急多怒，肝火大动乎，肝本藏血，怒则血不藏而难固，盖肝虽属木而实相火所寄也，相火宜静不宜动，又易动而难静，更加大怒则其势飞扬，不能生气化胎，必转伤精食气。精伤则胎无所养，势必下坠。"提出其因为多怒动肝火，伤精食气。

"大怒小产"曰："妊妇有大怒之后，忽然腹痛吐血，因而堕胎，堕胎之后，痛仍未止者，人以为肝之怒火未退也，谁知是血不归经而然乎，夫肝藏血，其性最急，怒则血不能藏，胞胎之系通于心肾，肝血来冲，必断绝心肾之路，胞胎失水火之养所以堕也。"提出大怒则使胞胎失水火之养，提示妊娠调节情志之重要性。

"跌闪小产"曰："妊妇有跌扑闪挫，遂致小产，血流紫块，昏晕欲绝者，人皆曰瘀血为患也，谁知是血室损伤乎。夫血室与胞胎相连，伤及胞胎则血室亦损，然胞胎伤而流血者，其伤浅，血室伤而流血者，其伤深。伤之浅者，疼在腹，伤之深者，晕在心。同一跌扑损伤，而未小产与已小产，治各不同。未小产而胎不安者，宜顾其胎，而不可轻去其血；已小产而血大崩者，宜散其瘀，而不可重伤其气。盖胎已堕，血既脱，而血室空虚，惟气存耳。倘或再伤其气，安保无气脱之忧乎！故必补气以生血，新血生而瘀血自散矣。"

傅氏所论之方，有的乃堕胎之后的治疗，但其所论胎不安之因"火动、精泄、肾水涸而相火益炽、水火交病""气虚不摄胎""肝火大动、伤精食气""精伤胎无所养""多怒"（即情志所伤）等，对习惯性流产之治有一定参考。而"跌闪小产"所云"胞胎伤而流血者，其伤浅，血室伤而流血者，其伤深"，妊娠跌损所云"是必大补气血，少佐行瘀之品，则瘀散胎安矣"及此法对"无娠闪挫，亦可用之"其临床意义，更值得深思。（胞胎伤或血室伤隐含治"胎"还是治"孕妇"问题，"瘀散则胎安"与后世王清任少腹逐瘀汤之用相合）

《妇人良方》云："夫胎乃阳施阴化，荣卫调和，经养完全，十月而产。若血气虚损，不能养胎，所以数堕也。"其论重在"血气虚损"，所附"尝治贾氏妇，每有孕，至三月前后必坠。诊其脉，左右大而无力，重则涩，知其血虚也。补其中气，使血自荣。时正初夏，教以浓煎白术汤，下黄芩末二钱，与数十贴，得保而生。因而思之，堕于内热而虚者，于理为多，曰热曰虚。盖孕至三月，上属相火，所以易堕。不然，何以黄芩、熟艾、阿胶等为安胎之妙如此也"。用白术汤下黄芩末，并言"因而思之，堕于内热而虚者，于理为多"，正佐证黄芩、白术之用，乃辨证用之，非无证而"常服、养胎"也。

其他如《胎产指南》云："凡孕妇脾胃旺而血气充，则胎安而正，产子精神而寿，曷尝用药以调气血安胎耶，若禀不足而气血衰，脾胃弱，饮食少，则虚症百出，孕成数堕。"重在调理脾胃、气血。

《盘珠集胎产症治》云："三、五、七月多堕胎，以三月属心胞，五月属脾，七月属肺，皆藏脉，脏属阴，阴气易亏，故胎亦易堕，此人皆防之，而一月为胚，形如珠露，胎元未固，又为足厥阴肝脉养之，肝气多郁，肝火易动，或不自谨，胎即消而落矣，一切忿怒劳倦，皆宜慎之，若房事更在所忌。"重在调治脏阴，其所言某月不必拘执。对伤胎所言："胎之生死，脉未可凭，须细心体认。"提示当四诊合参，未可单执脉诊。《女科切要》曰："虚者补之，尤当顾脾胃以生新血，盖胃为水谷之海，脾为万物之母，人身之有脾胃，犹万物之有土也，有土乃生金，金生水，水生木，木生火，故培土而五行有相生之妙，扶脾胃而五脏有递受之益，在孕妇永保无虞，何有堕胎小产之虞哉。""宋遂真先生曰：前哲云：'初受胎而即堕者，肝血虚也，胎以血为本，肝脏虚则生发之极困，如春初多冷，草木不芽可知也。治宜益肝血，胎斯固矣。二月堕者亦然。实者反是。三月堕者，心血虚也。胎以血为根本，心脏虚，则长茂之气消，如夏初天气暴寒，而花果不实可知也，治宜养心补血，胎斯固矣。四月堕者亦然，五六七八月而堕者，责在气血之并虚也，盖气为血之卫，血为气之配，气不能卫血，则血无所统。血不能配气，则气无所归。儿在母腹中，所赖母中气血充和耳，苟有所伤，安所赖乎，是以调气必先养血，养血尤须补气，养血而血不生，补血之源，肾水是也。补气而气不足，补气之根，命门火也。故五六月间而有堕胎者，六味去丹皮加人参、麦冬、杜仲、续断为要药，寒痛者加附子少许，百无一失也。'"此论亦重在调脾胃，而指出补气血与补肾水和命门火的关系，则值得参考之，所言某月亦不必拘执。

《女科经论》所云："王海藏曰：'堕胎皆由气血虚损，不能荣养胎元而堕，或七情太甚，内火发动，火能消物而堕，或遇伤劳役饥饱动胎而堕，或遇于房事，触动其胎而堕，或劳力跌扑闪挫，伤动其胎而堕，或大怒悲哀，伤动心肝之血而堕，然小产重于大产，由于胎脏损伤，胞系腐烂故也。治宜补虚生肌肉，养脏气，生新血，去瘀血为主，或素有堕胎之患者，宜按证治之。"指出堕胎之因有五，由气血不能荣养胎元。引陈良甫语："妊娠漏胎，谓妊娠数月，而经水时下也，此由冲任脉虚，不能约制手太阳少阴之经血故也。冲任之脉为经络之海，起于胞内，手太阳小肠脉、手少阴心脉，二经相为表里，上为乳汁，下为月水，有娠之人，经水所以断者，壅之养胎也。冲任气虚，则胞内泄，不能制其经血，故月水时下，名胞漏，血尽则毙。'"指出冲任脉虚则胎不安。

引用上述多家之说，在于分析治疗之大体，但分析上述诸家之论，可以看到两点。其一，对堕胎小产言"虚"施补者多，即使朱丹溪曾云"胎漏多因于血热"（所言"胎漏"应含有"先兆流产"），亦提醒"然有气虚血少者，故良方论，有下血服凉血药而下血益甚，食少体倦，此脾气虚而不能摄血也"。其二，治孕妇者多，几无治"胎"者（无论母病而胎病或胎病而母病皆然），需指出的是，《女科切要》所载《圣济总录》有云"安胎有二法，有因母病以致胎动者，但治其母胎自安，若胎气不固触动以致母病者，宜安胎而母自愈矣"，以及安胎之法，当视其虚实寒热而药之，则无不安矣，则尤有见地。

近代医家王清任以少腹逐瘀汤治之，可谓发前人之未发。《医林改错》云："孕妇体壮气足，饮食不减，并无伤损，三个月前后，无故小产，常有连伤数胎者，医书颇多，仍然议论滋阴养血、健脾养胃、安胎保胎，效方甚少。不知子宫内，先有瘀血占其地，胎至三月再长，其内无容身之地，胎病靠挤，血不能入胎胞，从傍流而下，故先见血。血既

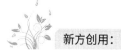

不入胞胎，胎无血养，故小产。如曾经三月前后小产，或连伤三、五胎，今又怀胎，至两个月前后，将此方服三五付，或七八付，将子宫内瘀血化净，小儿身长有容身之地，断不致再小产。若已经小产，将此方服三五付，以后成胎，可保无事。此方去疾、种子、安胎、尽善尽美，真良善方也。"据其所论分析，此方不仅用于怀孕后，也用于孕前，且甚赞其功。笔者临床缺乏用此方安胎之经验，不敢妄议，而其所云"不知子宫内……故小产"之论倒很值得思之。"先有瘀血占其地"为用此方的根据，则宜辨之。

笔者推崇张锡纯之论，他的《医学衷中参西录》中有云："流产为妇人恒有之病，而方书所载保胎之方，未有用之必效者。诚以保胎所用之药，当注重于胎，以变化胎之性情气质，使之善吸其母之气化以自养，自无流产之虞；若但补助妊妇，使其气血壮旺固摄，以为母强自能荫子，此又非熟筹完全也。是以愚临证考验以来，见有屡次流产者，其人恒身体强壮，分毫无病；而身体软弱者，恐生育多则身体愈弱，欲其流产，而偏不流产。于以知：或流产，或不流产，不尽关于妊妇身体之强弱，实兼视所受之胎善吸取其母之气化否也。"笔者体会：其所云"见有屡次流产者……而偏不流产"，确与临床相符，所谓善思者也。当今人民生活较富裕，加之以往提倡生一胎，使得不少妇女怀孕后追求增加营养、注重休息，结果仍有不少流产者，故张氏所言"不尽关于妊妇身体之强弱"确属经验之谈，其论选药云："愚于千百味药中，得一最善治流产之药，其为菟丝子乎。何以言之？凡植物之生，皆恃有根；独菟丝子初生亦有根，及其蔓缠禾稼之上，被风摇动，其根即断，而其根断之后，益蕃延盛茂于禾稼之上，致禾稼为之黄落，此诚善取所托者之气化以自养者也。借此物之性质，以变化胎之性质，能使所结之胎善于吸取母气，此所以为治流产之最良药也。"其有寿胎丸治疗滑胎，由菟丝子、桑寄生、川续断、阿胶组成。对桑寄生，其曰："寄生根不着土，寄生树上，又复隆冬茂盛，雪地冰天之际，叶翠子红，亦善吸空中气化之物。且其寄生于树上，亦犹胎之寄母腹中，气类相感，大能使胎气强壮，故《本经》载其能安胎。"又系善思而为也。

固胎饮的创用，一者参考张锡纯之论，笔者认为，胎之固，根基在肾，故以菟丝子、桑寄生、杜仲组方（去寿胎丸阿胶之滋，且该药口味欠爽，以杜仲易川续断或二药并用）。方中杜仲味甘微辛，性温能补肝肾、强筋骨安胎。李中梓言："杜仲，虽温而不助火。"《圣济总录》杜仲丸，以此一味治胞胎不安。《简便单方》以之配续断、山药治频惯堕胎或三四月即堕者。但对于此药，《本草求真》却认为："胎因气虚而血不固，用此益见血脱不止。以其气不上升，反引下降也……在肾经虚寒者，固可用此温补以固胎元，若气陷不升，血随气脱而胎不固者，用此则气益陷不升，其血必致愈脱不已。"

以笔者多年临床之体会，习惯性流产者，见红时大多始则量并不太多，气陷不升者并不多见，及时用药也未见血随气脱者，因此对《本草求真》此说则存疑。二者受谚云"山野村妇堕胎者少"的启发，提出"固胎之要在于动"。对习惯性流产，医界不少同志注意"静"，强调孕妇休息，若"见红"则主张绝对卧床，孕妇及家属也把休息作为保胎的关键，似乎活动则动胎，因而恪守一个"静"字，这是思维上存在问题。其实，固胎之要不在静而在动，何以言之？人之气血贵在流通，气血怫郁，百病生焉，适当地活动可使气血流通而利于固胎，若过于休息或卧床，"久卧伤气"使气血壅滞，胎何以固？此其一。脾胃为气血生化之源泉，脾胃健，气血充，胎得养，始易固。适当地活动可促进食欲，利于脾胃之受纳与运化，若过于休息或卧床，则影响食欲，不利于气血之滋生，此其二。欲使胎固，调神十分重要，神宁则胎安。适当地活动可使

神畅，若过于休息或卧床，常使孕妇体安而神不宁。躺在床上，时时担心流产，精神常处于紧张状态，"恐则气下"，不利于固胎，此其三。谚云：山野村妇堕胎者少。其理安在？即在于农妇有较多的活动，体动而神安，气血畅而脾胃健，则胎健而固。当今由于生活条件的改善，不少妇女怀孕之后常注重膏粱厚味和休息，所谓保养身体，其实，恰恰保养失当。"动"和"静"是辨证的统一体，医者治病必须分析"人事"，不注意此，就不能确定正确的治疗原则。笔者对习惯性流产病人，建议其适当活动，反对过多卧床。

遵上法施治，自20世纪80年代以来，对习惯性流产患者，笔者治疗时多能获得较理想之效果。固胎饮对胎漏及某些助孕（试管婴儿）妇女，见有阴道出血者，用之效果亦较满意。

初用此方，曾有一个顾虑，即所生之子女智力、发育会如何呢？临床多年来应用，发现所生子女智力、发育均佳，未见畸形或其他先天性疾病的发生。仅举近期访到之例以言之：① 1981年保生的男孩（见案36）已大学毕业，在东北某地工作，经其祖母近来就诊时询知，已娶妻生子；②某女，连续流产三胎，第四次怀孕经上法保生一女，近日因泌尿系感染来诊，言之其女已在广西大学学习，智力较优；③笔者2015年夏季某日下午去公园散步，一男士问曰："您是刘大夫吗？"笔者应之，询知，其爱人因婚后3年不孕，经笔者治疗生一女，现在国外留学，此例非习惯性流产，但说明合理的中医药治疗无碍胎儿发育，有担心服中药是否影响子女发育者，可以放心矣！

五、医案举例

【案36】习惯性流产

靳某，女，26岁，已婚，工人。

初诊：1981 年 10 月 25 日。

主诉：妊娠 50 天，阴道大出血 1 天。

现病史：患者因多次流产，本次妊娠后即请假病休，极少活动。就诊前一天午睡时，因风将窗户吹开，起床关窗遂"见红"，而住内科病房。妇科会诊，建议终止妊娠。

既往史：既往流产三胎，均在妊娠 50 日左右。

证候：患者神情默默，已两餐未进食矣，脉滑而少力，舌正红苔薄白（已予补液治疗）。

辨证分析：肾气虚胎元不固，少动而气血失畅，胎元失养。

治法：补肾气以固胎元，下床活动以运体。

处方：自拟固胎饮。

菟丝子 30g，桑寄生 30g，杜仲 15g。

水煎服，每日 2 剂，分四次服。

1981 年 10 月 26 日二诊：

服药 2 剂，并在户内适当活动，1 剂后"见红"减少，2 剂后出血已止，孕妇神情始舒，已思进食，且活动稍加、身体舒适，嘱以原方间断服之（1～2 日 1 剂），并每日坚持适当活动，至妊娠 3 月停药，后足月生一男婴，母子康健。

"动"与"静"一字之差，思维之游刃跃然其间。

【案 37】习惯性流产

冉某，女，39 岁，河北省石家庄市某中学教师。

初诊：1986 年 3 月初。

主诉：连续流产 3 胎（均为胎儿发育不良），均于妊娠 2～4 月间流产。现妊娠月余。

证候：脉滑尺弱，舌正红苔白。

处方：固胎饮。

水煎服，每日 1 剂，早晚分服，每周服 6 剂，服药二月，无异常，改为每 2 日服 1 剂。服至妊娠 4 月后停药。

1986 年 11 月 22 日足月生一男婴（8 斤 2 两），母子安康。

【案 38】习惯性流产

张某，女，27 岁，河北省栾城县某工厂职工。

主诉：已流产 4 胎。

现病史：第 1 胎在妊娠 2 月左右，2 ～ 4 胎均在妊娠 1 月左右。妇科检查：子宫略小于正常。现妊娠月余。由石家庄市某医院推荐来诊。

证候：脉缓舌红苔白。检示既往所服中药，基本为补气、补脾胃药。

处方：固胎饮。

每日 1 剂，早晚分服。嘱若"见红"，则每日服 2 ～ 3 剂，并注意适当活动。

服药至妊娠 3 个月后停药，足月生一女婴，母女康健。

注：笔者拟用固胎饮之初，重在记录观察用药后之效果，所以许多病例均缺少初诊具体时间。上二例亦为早期经治之病例，选介此二例在于，一例为胎儿发育不良，一例为子宫小于正常，因此含有如前所言"治胎"与"治母"的问题，值得善思之。其后，多年应用病例较多，未再系统记载。

固胎饮的创用过程又说明一个问题，新方创用中要尽可能多的浏览历代文献，从历代医家的施治中得到些启发，这需要"善思"；而从历代文献的浏览中选择，则更需要"善思"，其后应用于临床则为最终的实践检验。

再者，新方创用后也有一个"活用"的问题，即依其理捕捉苗头，扩展其用。如：笔者所拟荆防汤（由荆芥、防风、蝉蜕、苦参、白鲜皮、生地黄、赤芍等组成）本来是用于荨麻疹、湿疹、皮肤瘙痒等症的治疗，但在临床中却发现在一些血液病的治疗中应用也见其效。现举例说明。

【案 39】免疫性全血细胞减少症

亓某，女，50 岁，安徽省临泉县农民，河北省石家庄市个体经营者。

初诊：2013 年 7 月 23 日。

主诉：间断皮肤出血点近 5 年。

现病史：患者于 2012 年 10 月 8 日因间断皮肤出血点、瘀斑 4 年加重 1 周住河北省某医院。缘于 4 年前无明显诱因间断出现全身皮肤散在出血点及瘀斑，以双下肢为著，后因伴牙龈出血，发现血小板低（具体不详）就诊于广东省中山市医院，经骨穿诊断为 ITP（特发性血小板减少性紫癜），未进行规范治疗，血小板计数一般在 2×10^9/L～28.5×10^9/L。1 周前有上呼吸道感染，随后出现皮肤出血点、瘀斑，月经增多，查血常规示 WBC 2.6×10^9/L，HB 103g/L，PLT 3×10^9/L，血沉 23mm/h，遂以免疫性血小板减少症收入院。入院后经骨穿及 coombs（AT）等检查，诊断为免疫性血细胞减少症，予硫酸长春新碱、激素、环孢素及保肝、止血、抗感染等综合治疗，并于 2012 年 10 月 24 日行脾切除术。2012 年 11 月 9 日出院，出院诊断：免疫性血细胞减少症；混合性贫血。出院时 PLT 7.6×10^9/L，出院后因上述症状时有发生并伴头晕、心悸、腹泻、身痒时轻时重等症状。

患者初次来我处就诊因便溏、呃逆、头晕痛、心悸、身热项背拘紧，口干渴明显，查脉滑、舌红苔薄黄，而予三仁汤化裁。继之，服药后心悸、身热、项背拘紧、呃逆、头晕均减轻，但仍有大便溏薄，便前腹痛伴身痒（偶见皮肤出血点），脉滑舌红苔白，以钱氏七味白术散合痛泻要方化裁。

2013 年 9 月 11 日二诊：

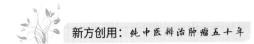

服药后便溏、便前腹痛均减轻，初诊时症状亦大多减轻，唯仍有身痒，偶现皮肤出血点，近日左面颊稍痛，脉滑舌红苔白。查血常规示WBC 4.16×10^9/L，RBC 4.57×10^{12}/L，PLT 74×10^9/L。

辨证分析：血热生风，兼湿热内蕴。

治法：凉血疏风、清利湿热。

处方：荆防汤（自拟方）合四妙丸化裁。

荆芥10g，防风10g，蝉蜕10g，苦参10g，白鲜皮10g，地骨皮10g，苍术10g，黄柏10g，怀牛膝10g，薏苡仁30g，生地黄20g，仙鹤草10g，浙贝10g，生牡蛎30g。

水煎服，每日1剂，早晚分服，每周服6剂。

服上方月余后身痒大减，复查血常规：WBC、RBC均正常，PLT升至102×10^9/L，血沉正常。

2013年12月2日三诊：

主证大减，且PLT升至正常值。继续以9月11日方化裁巩固治疗。

2015年1月13日四诊：

血常规检查：WBC 6.69×10^9/L，RBC 5.67×10^{12}/L，PLT 168×10^9/L。近期多次检查血常规均正常（2014年11月7日PLT 130×10^9/L，WBC 7.8×10^9/L；2014年11月27日PLT 219×10^9/L，WBC 5.63×10^9/L）。已停用激素3个多月，病情稳定，嘱其可间断服用2013年9月11日方以善后。

免疫性全血细胞减少症可以说属于疑难病症，针对身痒较为突出而以凉血疏风、清利湿热施治后，随症状的改善，血小板计数亦得以逐渐复常，而且较长时间内得以稳定，未出现波动，其中蕴含的医理也十分值得深思。